口腔外科医が書いた

ナースのための
がん患者の口腔マネジメント
―周術期から終末期まで―

著 ◆ 杉 政和
（日本口腔外科学会認定 口腔外科専門医）

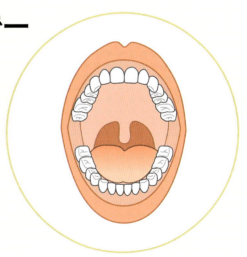

INTERACTION

はじめに

　がん治療の副作用やがんの進行に伴う合併症へのマネジメントは、がん治療の遂行やがん患者の苦痛の緩和という点からも、もはや不可欠と考えられる時代になりました。がん患者の口腔内にもさまざまな合併症が出現しますが、以前は、がん患者の口腔合併症（oral complication）は、患者の予後や生命に直接影響しないからという理由で放置されたり、口腔ケアなどの対応も後回しにされてきました。口腔内の異常を患者が訴えても、なんでも「うがい」で済ませていた時代です。

　長年、がん患者の口腔合併症を診察してきた立場からみると、口腔合併症への対応は口腔のケアだけでは困難で、ケアのほかに治療や予防、リハビリテーションなどを幅広く含む、口腔の一元的な管理（口腔マネジメント）が必要であるということがいえます。

　近年、この口腔マネジメントを支持療法として行うことで、合併症の予防や症状の改善、ひいては患者のQOLの向上にも寄与することが明らかになるにつれ、がん治療における口腔マネジメントの重要性が、医療関係者の間でも徐々に理解されるようになってきています。なかでも、口腔マネジメントにおけるケアの果たす役割は大きく、口腔合併症の病態を踏まえた、看護介入としての適切なケアが求められています。

　本書を手にとっていただいたあなたは、がん患者の口腔合併症への対応について、なにかしらの興味か、使命感か、または挫折感などをお持ちなのかもしれません。特に、「口腔ケアをやりたいのだけれど、なにから、どう手をつけたらよいのか、よくわからない」、「口腔ケアをがんばってやったのに、どうもうまくいかない」、というご相談を看護師の皆さんからよくいただきます。

　本書は、看護技術や看護実践の本ではありません。看護師の皆さんが、がん患者の口腔合併症のケアに介入するにあたり、ぜひ知っておいていただきたい口腔合併症と、口腔マネジメントに関する知識をまとめたものです。皆さんがお持ちの疑問点や不明な点について、本書でその解決策を見い出していただき、看護実践としての適切な口腔マネジメントを行うためにお役立てください。

　本書の第1章〜第3章では、「総論編」として口腔合併症とは何か、口腔マネジメントの考え方、がん治療に伴う口腔マネジメントについて解説しました。実際に口腔マネジメントにあたる前にご一読いただき、実践内容の考え方について理解を深めてください。後半の第4章と第5章では、「実践編」として口腔症状から病名を判断する方法と口腔マネジメントの方法について、できるだけわかりやすく解説しました。まず第4章の診断フローチャートで患者の口腔症状から病名を診断した上で、具体的な口腔マネジメントの方法（第5章参照）を立案してください。

はじめに

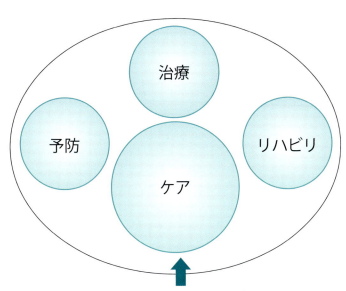

口腔の一元的な管理:「口腔マネジメント」

口腔合併症のマネジメント

　本書は、看護師の皆さんを対象にしていますが、がん患者の口腔マネジメントに向き合っておられる医師、歯科医師、歯科衛生士の皆さんにも十分にご活用いただける内容となっていますので、お役に立てば幸いです。

　終わりになりましたが、本書の内容のほとんどは、私ががん患者の口腔に関する診療やケアのボランティアとして平成8年よりおうかがいしている石川県済生会金沢病院緩和ケア病棟において、実際に経験し、学んだことをまとめたものです。ここに、お世話になった歴代の医師、看護師はじめ関係の方々に感謝するとともに、拝見した多くのがん患者の皆様に感謝申し上げる次第です。

　今後、支持療法としての適切な口腔マネジメントが広く行われ、口腔合併症に苦しむがん患者の苦痛が少しでも緩和されることを願うとともに、本書がその一助となれば望外の喜びです。最後に、本書の出版にご尽力いただいたインターアクション株式会社の畑めぐみさんと木村明さんに深く感謝いたします。

2019年10月

杉　政和

（本書では、がん治療の副作用やがんの進展によって起こる口腔症状を「口腔合併症」、口腔の一元的な管理のことを「口腔マネジメント」と呼ぶことにします）

目 次

第1章　がん患者の口腔合併症

1 がん患者の口腔合併症とはなにか … 8
1. がん治療期の口腔合併症 … 8
   - コラム　日和見感染症 … 10
2. がん終末期の口腔合併症 … 11

2 口腔合併症の特徴と対応 … 12
1. みえにくい … 12
2. 治る合併症と治りにくい合併症がある … 14
3. 口腔乾燥症を併発していることが多い … 14

第2章　口腔マネジメント

1 「口腔ケア」とどう違うのか … 16
1. 「口腔ケア」が混乱を招く … 16
2. 「口腔マネジメント」と「口腔健康管理」 … 17
3. 「口腔マネジメント」は治療やケア、予防などを広く行い、口腔の状態や機能を一元的に管理すること … 18
4. 日常の口腔マネジメントとしての標準的口腔ケア … 20

2 口腔マネジメントを行うのに必要な5つのポイント … 22
1. 口腔内をアセスメントする力 … 22
2. 口腔内を診断する力 … 23
3. 対策（ケアだけで良いか、治療とケアが必要か）を判断する力 … 23
4. 医師、歯科医師、歯科衛生士と連携する力 … 23
5. 標準的口腔ケアを行える力 … 23

3 口腔マネジメントの考え方 … 24
1. がん治療期のマネジメント … 24
2. がん終末期のマネジメント … 26
   - コラム　国も認める支持療法としての口腔マネジメントの有用性 … 31

4 口腔マネジメントを行うにあたって
―著者からの提案と本音― … 32
1. 口のケアには終わりがない … 32
2. 疲れすぎないように … 32
   - コラム　歯科との連携方法 … 34

第3章　がん治療に伴う口腔マネジメント

1　がん治療 …… 35

2　化学療法に伴う口腔マネジメント …… 36
- ① 化学療法（薬物療法、抗がん剤治療） …… 36
- ② 抗がん剤による口腔内の変化（口腔トラブル） …… 40
- ③ 抗がん剤による口腔トラブルの原因 …… 40
- ④ アセスメントのポイント …… 41
- ⑤ セルフケアの指導と予防 …… 42
- コラム　薬剤関連顎骨壊死（Medication-Related Osteonecrosis of the Jaw：MRONJ） …… 43

3　放射線治療に伴う口腔マネジメント …… 45
- ① 放射線療法 …… 45
- ② 放射線療法に伴う口腔内の変化 …… 47
- ③ アセスメントのポイント …… 48
- ④ セルフケアの指導と予防 …… 49

4　周術期における口腔マネジメント …… 51
- ① 術前の口腔管理（周術期等口腔機能管理） …… 51
- ② 挿管中の口腔管理 …… 53

5　緩和医療（緩和ケア）における口腔マネジメント …… 56
- ① 終末期がん患者にみられる口腔内の変化 …… 56
- ② 終末期がん患者の口腔トラブルの原因 …… 58
- ③ 終末期がん患者の口腔のケア …… 60

第4章　口腔症状から病名を診断する

1　口腔のみかた …… 62
- ① アセスメント技術 …… 62
- ② コミュニケーション技術 …… 66

2　症状のアセスメント …… 67
- ① 3段階アセスメントの提案 …… 68

3 フローチャートでラクラク診断 …… 72

① 見える症状：器質的疾患
　－その可能性がある原因疾患と対策－ …… 72
　（1）腫れている …… 73
　（2）出血している …… 74
　（3）白くなっている …… 76
　（4）赤くなっている …… 76
　（5）水疱がある …… 79
　（6）潰瘍がある …… 80

② 見えない症状：機能的疾患
　－その可能性がある原因疾患と対策－ …… 81
　（1）痛みがある …… 81
　（2）口が乾く …… 83
　（3）味がわかりにくい …… 83
　（4）食べにくい（咀嚼障害）…… 84
　（5）飲み込みにくい …… 85
　（6）むせる …… 85
　（7）口が臭い …… 85

第5章　主な口腔合併症のアセスメントとマネジメント
－なぜ起こる？どう対応する？－

1 口腔粘膜炎 …… 86
　① 病態生理 …… 86
　② アセスメント …… 89
　③ マネジメント …… 89

2 口腔カンジダ症 …… 95
　① 病態生理 …… 95
　② アセスメント …… 96
　③ マネジメント …… 96

3 細菌感染症 …… 100
　① 病態生理 …… 100
　② アセスメント …… 101
　③ マネジメント …… 101

4 ウイルス感染症 ……103
1. 病態生理 ……103
2. アセスメント ……105
3. マネジメント ……105

5 口腔乾燥症 ……107
1. 病態生理 ……107
   - コラム 唾液の基礎知識 ……111
2. アセスメント ……114
3. マネジメント ……114
   - コラム 口渇と口腔乾燥 ……118

6 味覚障害 ……119
1. 病態生理 ……119
   - コラム 味覚の基礎知識 ……122
2. アセスメント ……126
3. マネジメント ……127

7 摂食・嚥下障害 ……130
1. 病態生理 ……130
   - コラム 摂食・嚥下の基礎知識 ……138
2. アセスメント ……140
3. マネジメント ……140

8 口臭 ……144
1. 病態生理 ……144
2. アセスメント ……146
3. マネジメント ……147

巻末付録 入れ歯のはなし ……148
1. 入れ歯は義歯のこと？ ……149
2. 義歯の構造 ……150
3. 局部床義歯の外し方・入れ方（着脱方法） ……152
4. 義歯の清掃方法 ……153
5. 義歯の管理方法 ……154
6. 義歯を取り去ってはいけない ……155

第1章 がん患者の口腔合併症

1 がん患者の口腔合併症とはなにか

　口腔は食べる、飲む、話すといったQOLに直結した機能を有するために、がん患者の口腔合併症は、生きるために最も基本的な「口から食べる」喜びと尊厳を奪い、患者のQOLや闘病意欲を大きく低下させるだけでなく、全身合併症を併発したり、低栄養のためにがん治療が中断や中止に追い込まれる場合もあるなど、その影響は決して小さくはありません。

　がん患者の口腔合併症を理解するには、単に口だけを見るのではなく、がんの病態を全体として把握する必要があります。口腔合併症は、がん治療やがんの病態の変化に伴って起きています。どんな時にどんな症状があるのか、口腔のみならず全身の症状を、患者の全人的苦痛や治療の進行とともに俯瞰してみてください。患者に寄り添う上でのヒントが見えてきます（**図1-1**）。

がん治療期の口腔合併症

　がん治療が始まると、精神的ストレスや日常生活の崩壊によってブラッシング（歯みがき）などの口腔のセルフケアが徐々にできなくなるとともに、化学療法（抗がん剤治療）や放射線治療によって口腔粘膜炎や唾液分泌低下などをきたす結果、口腔状態は悪化し、さまざまなトラブルを引き起こします。口腔内が不潔になると、当然のことながらう蝕（むし歯）や歯周病の発症や増悪化が見られ、義歯も不潔になって不調をきたしたり、不明熱の原因となることもあります。「口がかわく」、「すっきりしない」、「味がわかりにくい」といった不快症状もよく見られます。

　また、がん治療の副作用としての骨髄抑制による好中球減少症をきたすと、口腔内が不潔な場合では口腔内細菌による感染症や日和見感染症（P10 コラム参照）としての口腔カンジダ症などの感染症が発症しやすくなります（**表1-1**）。

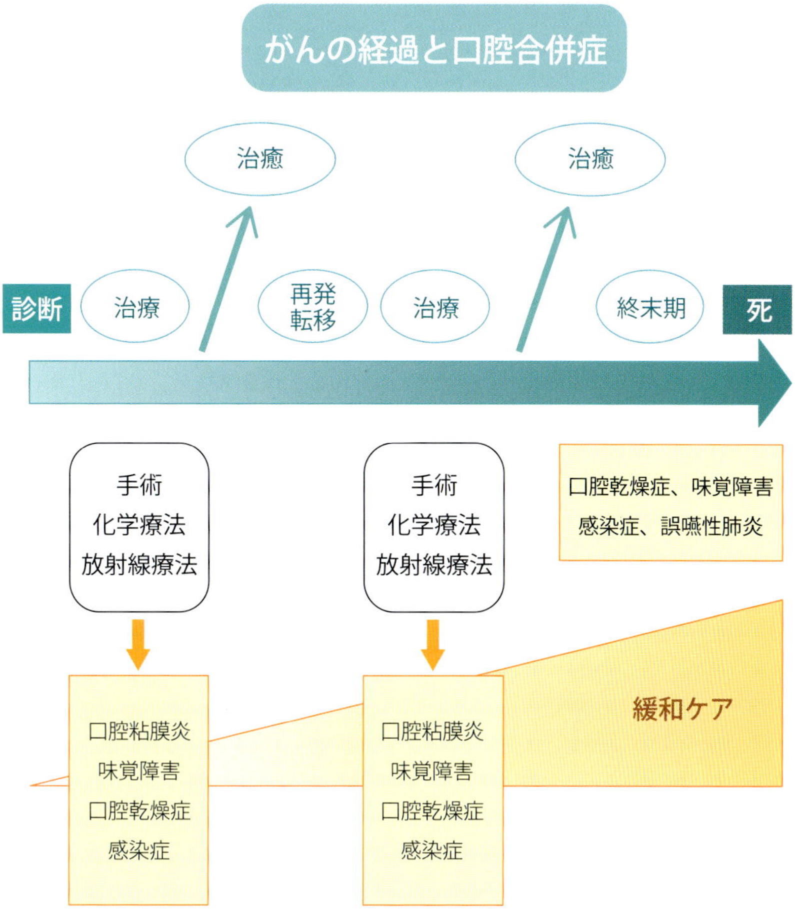

1. がん患者の口腔合併症とはなにか

図1-1 がんの経過と口腔合併症

- 痛みや口腔乾燥、味覚障害などのため食欲不振や経口摂取低下をきたし低栄養となる。
- さまざまな口腔不快症状により、患者のQOLが低下する。
- 口腔内が不潔となり、細菌感染症が発症しやすくなる。
- がん治療による骨髄抑制や免疫能の低下により、細菌感染症が重篤化したり、口腔カンジダ症などの日和見感染症が発症しやすくなる。

表1-1 がん治療期の口腔合併症による問題点

コラム　日和見感染症

　日和見感染症とは、健常人においては通常では病原性を有しない常在菌や弱毒微生物が、易感染性宿主（感染に対する防御メカニズムに破綻が生じ、感染しやすい状態になった宿主）においては病原性を発揮する感染症をいいます。代表的な易感染性宿主と日和見感染症起因微生物を下の表（**表1-2、表1-3**）に示します。

❶ 原発性免疫不全症患者
- 細胞性免疫不全症
- 無ガンマグロブリン症
- 白血球機能不全

❷ 続発性免疫不全症患者
- HIV感染（AIDS）
- 悪性腫瘍（がん）
- 火傷

❸ 薬物使用中の患者
- 免疫抑制剤
- ステロイド剤
- 抗がん剤

❹ 医療行為中の患者
- 手術後
- 放射線照射
- 留置カテーテル

❺ 代謝異常患者
- 腎臓透析患者
- 糖尿病

❻ 高齢者、乳幼児

奥田克爾：最新口腔微生物学、301-305，一世出版、2002．より引用改変

表1-2　易感染性宿主

❶ 細菌
- 黄色ブドウ球菌
- 緑膿菌
- 大腸菌
- 肺炎桿菌
- 結核菌

❷ 真菌
- カンジダ属（カンジダ　アルビカンス）
- アスペルギルス属

❸ ウイルス
- 単純ヘルペスウイルス
- 水痘・帯状疱疹ウイルス
- サイトメガロウイルス

奥田克爾：最新口腔微生物学、301-305，一世出版、2002．より引用改変

表1-3　日和見感染症起因微生物

1. がん患者の口腔合併症とはなにか

- ●著しい骨髄抑制や免疫機能の低下がみられる場合、敗血症などの重篤な細菌感染症をきたすことがある。
- ●口腔清掃不良による不快感（口が気持ち悪い、すっきりしない）や合併症（う蝕や歯周病の増悪、膿瘍など）、口腔乾燥症、味覚障害などにより患者のQOLが著しく低下する。
- ●食欲不振などにより口から食べなくなると、サルコペニアや咀嚼筋の廃用萎縮のため、咀嚼や嚥下に困難をきたす摂食・嚥下障害となることがある。
- ●摂食・嚥下障害に加えて、口腔内が不潔になっている場合は、口腔細菌（特に嫌気性菌）を多く含んだ唾液を誤嚥することにより、致命的な誤嚥性肺炎となることがある。

表 1-4　がん終末期の口腔合併症による問題点

2 がん終末期の口腔合併症

　がんの病状が進行して終末期となったがん患者では、全身倦怠感や体力の低下などによってブラッシングはほとんどできなくなる上に、口腔乾燥症などのために口腔内の状態はさらに悪化します。口腔内は非常に不潔で不快なものとなり、敗血症や口腔カンジダ症などの感染症が重篤化したり、不潔な唾液の誤嚥による誤嚥性肺炎などの重大な合併症を引き起こすこともまれではありません。特に強い口腔乾燥症や味覚障害は、摂食時の疼痛や味気なさのために食欲不振を招く一因となり、患者の闘病意欲を大きく下げることになります。
　また、咀嚼筋のサルコペニアや廃用萎縮などのために食べることができなくなったり、誤嚥のために食事を禁止されたりする結果、患者の精神的・身体的なQOLの著しい低下は避けられなくなります（**表 1-4**）。

第1章 がん患者の口腔合併症

2 口腔合併症の特徴と対応

1 みえにくい

（1）口腔内が「みえにくい」

　口腔は閉鎖空間のため、患者に口を開けてもらわないと口腔内をみることができません。言われてみると当たり前のことですが、このことが口腔合併症をみえにくくしている最も大きな理由です。口を開けて口腔内をみせることは簡単なことのように思われますが、患者にとっては多少の羞恥心を伴うこと、全身倦怠感が強い場合などでは口を開けることすらつらい時があることも忘れてはなりません。さらに、口腔内は複雑な構造の上に暗いため、口腔内を診査するには適切な体位と照明、用具が欠かせません。その上で口腔内の解剖学的知識と口のみかたを習得しないと、正しいアセスメントはもとより、口腔内の合併症を発見することはできません。

対応➡口腔のみかたを知る

　まず最初に大切なことは、口腔の解剖と機能を十分に理解し、スキルとしての口腔内のみかたを身につけることです（**図 1-2**）。口腔内のみかたの方法については、「第4章　1．口腔のみかた」に詳しく記載しましたので、一度じっくりお読みください。

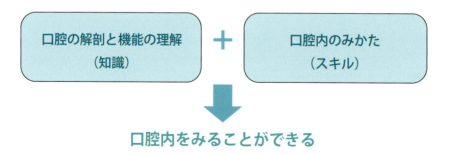

図 1-2　口腔のみかたを知る

（2）患者の訴えがないと「みえにくい」

　顔色や皮膚の状態のように患者が訴えなくても、異常がすぐにわかる部位のトラブルや、バイタルサインや検査データなどでわかるトラブルと異なり、一般的には患者からの訴えがないとわかりにくく、訴えがあって初めて口腔に関する問診や口腔内診査が行なわれることが多いようです。特に味覚障害は、口腔内に器質的変化がみられないことが多いため、患者の訴えがないと全くわかりません。

対応➡簡便なチェックリストで患者の訴えをスクリーニングする

　口腔合併症に関する訴えを患者から引き出すためには、普段から患者と良好なコミュニケーションを保ったうえで問診を徹底することが重要です。問診を徹底するといっても、毎日詳細な質問を繰り返し行う必要はなく、「お口のことでなにか気になることはありませんか？」と気軽に質問するようにしましょう。そして、**表 4-1**（**P70**）のような「お口のチェックリスト」を用いると簡単にスクリーニングを行うことができます。

　このチェックリストは、患者に自覚症状を患者自身で記入してもらうことが特徴ですが、これは医療者側からみたら些細で無視してしまうような症状であっても、患者にとってはとてもつらく感じている場合があるからで、このギャップを少しでもなくして、患者の訴えをできるだけもれなく拾い上げるためです。

　また、「お口のチェックリスト」を用いたトラブルのチェックは、1 回のみ行えば良いわけではなく、1 週間に 1 回程度の間隔で継続して行い、症状の早期発見に努めます。チェックリストで口腔トラブルが疑われる場合は、次の段階として「口腔アセスメントシート」（**P71 表 4-3**) を用いた看護師による詳細なアセスメントを行います。

　ただ、このようなチェックリストやアセスメントシートは、回答が「はい・いいえ」などの限定した「閉ざされた質問（closed question）」であることが多く、手早くスクリーニングするには適していますが、質問事項にない症状や複雑な症状、また「はい・いいえ」では答えられない場合もあるため、上記のような「お口の具合はどうですか？」などと制約を設けずに患者に自由に答えてもらう「開かれた質問（open question）」も行って、患者の隠れた思いを引き出すことも大切です。

　また、患者が主観的症状を直接記入する「お口のチェックリスト」のように、患者の感じる症状について患者自身に記入してもらう Patients-reported outcomes version of CTCAE (PRO- CTCAE) という方法が、がん治療の副作用の進行度を示す新しい評価方法として開発されています[1]。

治る合併症と治りにくい合併症がある

　口腔合併症には、口腔マネジメントを行うことによって治るものと、多少の改善はみられても完治が難しいものがあります（**表1-5**）。治る合併症は、有効な治療法があるものや口腔粘膜炎のように時間の経過とともに治癒するもので、口腔粘膜炎、口腔カンジダ症、ウイルス感染、細菌感染などがあり、的確な治療とケアを行うことによって、より早く確実に改善が見込めます。

　それに対して、治りにくい合併症は有効な治療法がなく、対応方法としてはケアが主体となるため完治は困難です。口腔乾燥症、味覚障害、摂食・嚥下障害、口臭などがこれに相当します。これらの合併症は機能的な障害が多く、原因が不明のものや、原因が多岐にわたるために、治療法も確立されておらず対症療法やケアしか対応方法がないためです。

　このような確立されたマニュアルもなく対処法もない合併症に対しては、どのように対応すればよいのでしょうか？

　有効な治療法がなければ、確かに治すことはできないかもしれませんが、患者の訴えに共感し、丁寧にケアをすることによって、患者のつらい症状を少しやわらげることはできます。つらい症状がそれ以上ひどくならないようにケアすればよいのです。すなわち、患者と向き合い、患者の合併症の原因が不明で治療法も確立されていないことを医学的に丁寧に説明した上で、つらい症状を少しでも緩和することを目的に、考えられ得るケアのいろいろな方法を患者と一緒に試行錯誤しながら行っていくことが大切です。

 ## 口腔乾燥症を併発していることが多い

　それぞれの口腔合併症が単独で出現する場合のほかに、複数の合併症が併発している場合も少なくありません。特に、終末期がん患者では口腔乾燥症を併発していることが多く（**P58 表3-12**）、症状も複合的で複雑なものとなるため診断に苦慮する場合もあります。一般に終末期がん患者は脱水傾向にあることから、ほとんどの患者で大なり小なり口腔乾燥症がみられると言っても過言ではありません。口腔乾燥症への対応は第5章に記載してありますが、がん患者では唾液分泌の減少が強くみられるため、基本的に口腔粘膜に水分を付与することを第一に考えることが大切です。すなわち、スプレータイプの保湿剤を使用しながら、併発している合併症への対応を併せて行うようにします。

2．口腔合併症の特徴と対応

治る合併症	治りにくい合併症
●口腔粘膜炎 ●口腔カンジダ症 ●ウイルス感染症 ●細菌感染症	●口腔乾燥症 ●味覚障害 ●摂食・嚥下障害 ●口臭
●有効な治療法がある 　　または ●時間とともに治癒する	●有効な治療法がない
キュア＋ケアで対応	ケアが主体
治癒をめざす	つらい症状を少しでも和らげる
器質的疾患が多い	**機能的疾患が多い**

表 1-5　口腔マネジメントで治る合併症、治りにくい合併症

参考文献
1）Sandra A.M..: An overview of the National Cancer Institute's patient-reported outcomes version of the common terminology criteria for adverse eventsTM. Seventh annual patient-reported outcome(PRO) consortium workshop, 2016.

第2章 口腔マネジメント

1 「口腔ケア」とどう違うのか

①狭義と広義による分類		
狭義の口腔ケア：Oral Cleaning または Oral Hygiene Care		・口腔疾患や気道感染の予防を目的とする口腔清掃や口腔保健指導 ・日本における「口腔ケア」はこれを指すことが多い
広義の口腔ケア：Oral Health Care		・口腔疾患や機能障害に対する予防、治療、リハビリテーション、管理、ケアなどを目的とする歯科治療から機能訓練までを含む広い概念 ・欧米における「口腔ケア」はこれを指すことが多い

②ケアの内容による分類	
器質的口腔ケア	口腔清掃を中心とするケア
機能的口腔ケア	口腔機能訓練を中心とするケア

③ケアの主体による分類	
日常的（一般的、標準的）口腔ケア	口腔機能を維持し、生活援助を目的とした看護師、介護者、家族などが行う口腔ケア
専門的口腔ケア	口腔機能を改善させ、生命の維持・延伸を目的とした歯科医師および歯科衛生士が行う口腔ケア

表2-1 従来からの口腔ケアの分類（文献1より引用改変）

1 「口腔ケア」が混乱を招く

　看護師のみなさんは、口のケアというとすぐに「口腔ケア」という用語を思いつかれると思います。この用語は、最近では医療職のみならず、一般市民にも広く知られるようになり、医療や介護、在宅など幅広い分野で、いろいろな職種ごとに内容の異なるさまざまな「口腔ケア」が行われています（**表2-1**）。つまり、「口腔ケア」という用語は、使用する職種によってその表す内容が異なっており、多職種協働の現場で混乱を招く原因ともなっています。

1.「口腔ケア」とどう違うのか

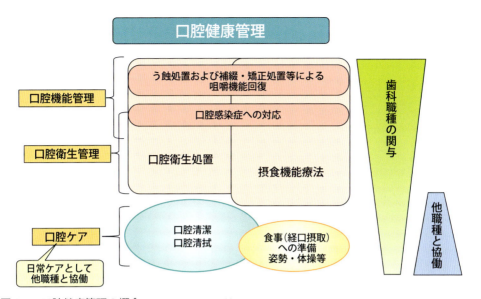

図 2-1　口腔健康管理の概念　（文献2より引用改変）

口腔健康管理			
口腔機能管理	口腔衛生管理	口腔ケア	
^^	^^	口腔清潔等	食事への準備等
項目例		項目例	
う蝕処置 感染根管処置 口腔粘膜炎処置 歯周関連処置＊ 抜歯 ブリッジや義歯等の処置 ブリッジや義歯等の調整 摂食機能療法 など	バイオフィルム除去 歯間部清掃 口腔内洗浄 舌苔除去 歯石除去 など	口腔清拭 歯ブラシの保管 義歯の清掃・着脱・保管 歯磨き など	嚥下体操指導 　（ごっくん体操など） 唾液腺マッサージ 舌・口唇・ 　頬粘膜ストレッチ訓練 姿勢調整 食事介助 など

＊歯周関連処置と口腔衛生管理には重複する行為がある

表 2-2　口腔健康管理の内容　（文献2より引用改変）

2 「口腔マネジメント」と「口腔健康管理」

　そこで日本歯科医師会と日本歯科医学会は、従来の「いわゆる口腔ケア」に関連する用語の整理と役割を明確にするために、「いわゆる口腔ケア」を「口腔健康管理」という用語に置き換えることを提唱し、「口腔健康管理」を「口腔機能管理」、「口腔衛生管理」、「口腔ケア」の3つに大別し（**図 2-1**）、それぞれの具体的な内容を**表 2-2** のように定義しました[2]。本書で提唱する「口腔マネジメント」は「口腔健康管理」の概念とほぼ同じですが、これに予防やリハビリテーションなどを加え、口腔を広く一元的に管理することを目的としており、欧米における「広義の口腔ケア」に近い考え方であるといえます。

「口腔健康管理」によると、「口腔ケア」は本来ならセルフケアとして行うべき、生活における身だしなみとしての口腔清潔等（歯みがき、口腔清拭、義歯の清掃など）や、食事の準備等（ごっくん体操、唾液腺マッサージ、舌・口唇・頬粘膜ストレッチ、食事介助など）を意味するものとして、家族を含めて職種にかかわらず誰でも介助できる、生活面での口腔のケアとされています。看護師のみなさんにとっては、口腔のケアとしてこの「口腔ケア」を思い浮かべる方が多いのではないでしょうか。もちろん、このケアは最も基本となる大切なものであり、健常人や介護を受けている人にとっては生活面でのケアとして十分であろうと思われます。しかし、がん治療やがんの進展によってさまざまな口腔の副作用や合併症に苦しむがん患者に対しては、これらの方法だけでは十分な対応とはいえず、医療としてのケアに基づく口腔マネジメントが必要になるのです（**図 2-2**）。

3 「口腔マネジメント」は治療やケア、予防などを広く行い、口腔の状態や機能を一元的に管理すること

「口腔マネジメント」という用語には明確な定義はありませんが、本書では「口腔の器質的および機能的状態の健康保持と増進を図ることを目的に、治療やケア、予防などを広く包括的に行い、口腔全体を一元的に管理すること」と定義することにします。

そもそもがん患者の口腔合併症は、がん治療による副作用やがんの進展に伴う合併症として発生した口腔疾患ととらえるべきであり、その対応にあたっては口腔ケアだけでは不十分で、的確なアセスメントと診断に基づいた治療とケアの両方が必要になります。すなわち、がん患者の口腔合併症へのマネジメントとは、がんによる合併症としての口腔疾患に対する、治療とケアを包括する「口腔全体の管理」のことであり、口腔合併症を緩和してがん患者を支える、支持療法の一つということができます。

したがって、がん医療に携わる看護師のみなさんには、がん患者の口腔合併症への対応にあたっては、単なる「口腔ケア」ではなく、医療としての「口腔マネジメント」の考え方で対応していただきたいと考えています。

ただ、看護師のみなさんの日常看護業務の多忙さを拝見するにつけ、「そんな理想論ばかりをいわれても、とてもじゃないけどできるはずがない」との声が聞こえてくるようです。「口腔のケアよりももっと緊急性が高い看護ケアが多いから、口のことはどうしても後回しになる」のも無理もありません。だからこそ、できるだけ少ない時間で効率良く「口腔マネジメント」を行うために、忙しい業務の中でも目の前の患者に対して、ポイントを押さえたアセスメントができ、フローチャートをたどれば診断と対策に簡単にたどりつけるようにシンプルな対応術を提案しました（**第 4、5 章参照**）。さらに、日々のケアとしては 5 分で終わる標準的口腔ケアを行うことをお勧めします（**P20 〜 21 参照**）。

1.「口腔ケア」とどう違うのか？

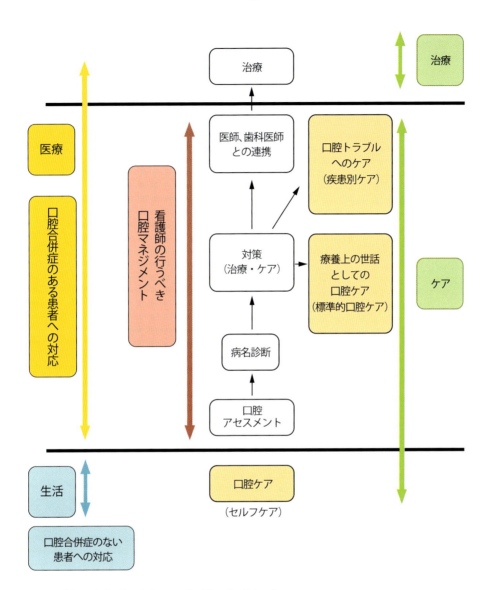

図2-2　看護師の行うがん患者への「口腔マネジメント」

　以上述べてきた、口腔合併症のない患者への「生活」としての口腔ケア、口腔合併症のある患者への「医療」としての口腔マネジメント、治療とケアの関係などにつき、**図2-2**に示しました。

4 日常の口腔マネジメントとしての標準的口腔ケア

　セルフケアが行えない患者に対して、簡単、安全で効果的に行う標準化された日常の口腔ケア[1)]で、1日1回、約5分で終了します。義歯を装着している患者のケアは、まず義歯を外したうえで、口腔内の清掃と義歯の清掃をそれぞれ別々に行うようにします（義歯の扱い方については、巻末のコラムを参照）。

（1）生理食塩水で浸したスポンジブラシで口腔粘膜を清拭する（約1分）

　口腔粘膜（頬粘膜、口蓋粘膜、歯肉）に付着した食物残渣や固まった唾液などの汚染物をやさしく丁寧に、マッサージを兼ねて拭き取ります。綿棒よりも口腔ケア用のスポンジブラシのほうが清掃効果は高く、スポンジに着いた汚れは水道水で洗い流しながら行います。スポンジは必ず濡らしながら清拭することが大切で、特に高齢者の場合は、口腔粘膜が菲薄化して傷つきやすいため注意が必要です。またがん患者の多くは口腔乾燥をきたしており、乾燥状態のまま清拭すると粘膜を損傷し出血する恐れがあるため、十分にスポンジを濡らして愛護的に行うことが重要です。なお清拭の際は、自分なりの順番を決めて（例えば両側頬粘膜→口蓋粘膜→歯肉の粘膜）行うと拭き忘れもなく、効果的に行えます。

（2）舌ブラシまたは軟らかい歯ブラシで舌苔を除去する（約30秒）

　舌尖部をガーゼで把持して軽く手前に引っ張り、舌ブラシまたは軟らかい歯ブラシで舌の奥から手前へ一方向に5〜6回程度軽くこすり、舌苔を取り除きます（**図2-3**）。口腔乾燥が強い場合は、必ず舌の表面を濡らしてから行います。また、舌苔が分厚く着いている時は、一度には除去できないため、数回に分けて少しずつこすり取っていきます。舌炎などで舌乳頭が消失している場合は、軽くこすっても痛むこともあるので、その時には無理をせずに中止することも大切です。

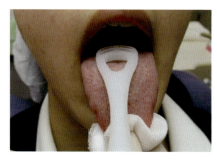

図2-3　舌尖部をガーゼで把持しながら舌ブラシで舌苔を除去する。

歯の外側	歯と歯肉の境目	歯の内側

歯、歯肉の境い目は、図のように歯ブラシをあて細かく動かす。

前歯の裏側	奥歯のかみ合わせ	奥歯の内側
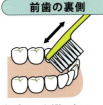	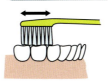	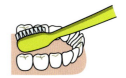
歯ブラシを縦にあて、縦方向に動かす。	噛み合わせ面のくぼみに対し毛先を水平に動かす。	毛先が奥まで届くようにして振動させる。

図2-4　歯ブラシの当て方とみがき方

（3）歯ブラシまたは電動歯ブラシで歯をみがく（約2分）（図2-4）

　歯みがき（ブラッシング）では、食物残渣だけでなくプラーク（歯垢）を除去することが最も大切です。プラークはほとんどが細菌の塊で、バイオフィルムとして歯面に強固に付着しているため、うがいなどでは取れず、歯ブラシで機械的にこすらないと除去できません。このために、歯をみがくことが必要なのです。

　プラークが着きやすい場所は、咬合面（噛みあわせの面）、隣接面（歯と歯の間）、歯頸部（歯と歯肉の境目）で、これらを重点的にみがく必要がありますが、特に歯頸部を強くこすると歯肉を痛めることがあり、出血や疼痛などの原因となるため注意が必要です。歯みがきの際には、一筆書きを描くようにして歯ブラシをあてて行い、みがき残しのないようにすることが重要です。

（4）うがい（約30秒〜1分）

　歯みがきを行うと、口腔内には剥がれ落ちた細菌が充満するため、必ず水でうがいをして細菌や汚れを洗い流すことが必要です。しかし、うがいができない場合は、水を吸引するか、水をガーゼやスポンジで吸い取って、口腔内の水を誤嚥させないようにすることが大切です。また、汚れをからめ取ってうがいが不要なジェルも市販されていますが、これはうがいができない人にのみ使用すべきで、うがいが可能な人は必ずうがいで汚れを洗い流すことが大切です。

第2章 口腔マネジメント

2 口腔マネジメントを行うのに必要な5つのポイント

❶ 口腔内をアセスメントする力

❷ 口腔内を診断する力

❸ 対策（ケアだけで良いか、治療とケアが必要か）を判断する力

❹ 医師、歯科医師、歯科衛生士と連携する力

❺ 標準的口腔ケアを行える力

表 2-3　口腔マネジメントを行うのに必要な5つのポイント

口腔マネジメントを的確に行うためには、5つのポイントが必要になります（**表 2-3**）。

❶ 口腔内をアセスメントする力　⇒第4章（P62〜71）参照

　口腔状態についての情報収集は、症状や状況の経過についての患者の主観的な訴えと、身体診査（フィジカルアセスメント）・病歴、臨床検査などから得られた客観的所見をともに収集する必要があります。

2 口腔内を診断する力 ⇒第4章（P72〜85）参照

　アセスメントによって得られた情報について、口腔の病態生理学的知識を基礎にした専門的、科学的な知識によって情報のもつ意味を分析・解釈して診断を導き出します。アセスメント、特にフィジカルアセスメントにより、患者の口腔内の身体的問題点を系統的に把握したうえで口腔機能を評価・査定することは、まさしく看護の基本であるといえ、口腔管理としてのケアを行うにあたっても欠かすことができないものといえます。

3 対策（ケアだけで良いか、治療とケアが必要か）を判断する力 ⇒第4、5章参照

　原因と診断された疾患について、ケアだけの対応で良いか、それとも治療とケアが必要なのかを判断し、何らかの治療が必要と判断されれば、医師、歯科医師と連絡をとります。

4 医師、歯科医師、歯科衛生士と連携する力 ⇒ P34、コラム参照

　医師については、担当の主治医に連絡をとれば済みますが、歯科医師や歯科衛生士との連携が必要と判断される場合は、担当主治医と協議の上で歯科との連携を図ります。

5 標準的口腔ケアを行える力 ⇒ P20〜21参照

　標準的口腔ケアは、セルフケアが一部でも困難な患者に看護師が介入する場合の基本的な口腔ケアであり、その手技についての理解と実践ができることが望まれます。

第2章 口腔マネジメント

3 口腔マネジメントの考え方

1 がん治療期のマネジメント

がん治療の完遂を支える　→　① がん治療前の予防的な口腔管理（周術期等口腔機能管理）
② 難治性の口腔トラブルに対する専門的な口腔管理
③ 「食」を支える多職種連携

表 2-4　がん治療期の口腔マネジメントの目的と目標

目的

　がん治療期における口腔マネジメントの目的は、がん治療の完遂を支えることです（**表 2-4**）。そして、がん治療の完遂を支えるためには、ケアだけではなく治療が必要になることも多く、これが治療とケアが一体となった口腔管理が望まれるゆえんです。

目標

　この目的を達成するための目標は、①がん治療前の予防的な口腔管理（周術期等口腔機能管理）を行う、②難治性の口腔トラブルに対しては専門的な口腔管理を依頼する、③「食」を支える多職種連携にとりくむ、の3つです。

3．口腔マネジメントの考え方

（1）がん治療前の予防的な口腔管理：「周術期等口腔機能管理」(P51 ～参照)

　周術期等口腔機能管理は、手術や化学療法が予定されるがん治療の前に歯科が介入し、口腔のケアなどの口腔管理を行っていくもので、平成24年に歯科に保険導入されました。さらに平成26年には、紹介元の病院にも医科点数表で点数の加算が認められるようになりました（**P31 コラム**）。

　周術期等口腔機能管理は、がんの治療が始まる前に歯科において、正しいセルフケア（ブラッシングや舌苔除去の方法）を患者に体得してもらった上で、歯石除去などの徹底的な口腔清掃と、う蝕や歯周病があれば可及的歯科治療を行うなどの予防的な口腔管理を行い、口腔内の環境レベルを出来るだけ上げておくことを目的としています。

　歯科における口腔清掃や口腔ケアを主体とした周術期等口腔機能管理をがん治療に組み込むことによって、頭頸部がん再建手術の術後感染による合併症の減少や[3]、肺がんや食道がんなどの術後肺炎の減少[4]、術後在院日数の10%以上の削減効果[5]などがみられており、がん治療における有用性は明らかとなってきています。

（2）難治性の口腔合併症に対する専門的な口腔管理

　予防的な口腔ケアが行われても、がん治療の内容や全身的・局所的原因によっては、口腔粘膜炎や口腔カンジダ症などのさまざまな口腔合併症をみることがあります。なかでも診断や対応に苦慮するような難治性のものや、口腔内の疼痛や口腔乾燥に対してケアのみでは効果のみられない場合については、漫然とケアだけを繰り返すのではなく、口腔外科専門医や地域病院の歯科口腔外科などの専門性の高い施設への連携（対診や助言）を積極的に求めて、がん治療に影響が出ないようにできるだけ早期に専門的な口腔管理を行うことが必要です。

（3）「食」を支える多職種連携

　がん治療による口腔粘膜炎やさまざまな口腔合併症のために、患者の食欲が低下したり、疼痛などによる咀嚼障害をきたし、食事の摂取量が減少することが多くみられます。このような場合、口腔不快症状や口腔合併症の改善を図ることはもちろんですが、すぐに食べられる状態にまで改善することは少ないため、まず食事の内容を変えて、患者が好むもの、食べやすいものを提供することによって、食事の摂取量を保つことが大切です。

　そのためには、栄養士などによるこまやかな配慮が欠かせませんが、何より患者の普段の食事を知っている家族からの食事に関する情報と援助が必要で、患者の口腔状態や嚥下の状態を客観的に把握している医療者をも交えた多職種の連携によって、患者の食事を支えていくことが重要です。

2 がん終末期のマネジメント

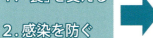

| 1.「食」を支える
2. 感染を防ぐ | ① できるだけ長く「口から食べる」機能を維持する
② プラークや舌苔に多い嫌気性菌を除去し、口腔内を清潔に保つ |

表 2-5 がん終末期の口腔マネジメントの目的と目標

目的

　がん終末期の口腔マネジメントの目的は、「食」を支えることと感染を防ぐことです（**表 2-5**）。終末期においては、がん治療期における口腔マネジメントよりもケアの比重が大きくなりますが、治療が不要になるわけではありません。

目標

　この目的を達成するための目標は、①できるだけ長く「口から食べる」機能を維持する、②プラークや舌苔に多い嫌気性菌を除去し、口腔内を清潔に保つ、の2つです。

（1）終末期の口腔マネジメントの考え方
1）がんの進展につれて治療とケアの比率が変わる

　がん終末期の死に至るパターンは、Lynn によれば[6]、死亡の数週間前まで心身の機能は高いまま保たれており、以後急速に低下するという特徴があります。そこで終末期における口腔マネジメントの考え方としては、著者は**図 2-5**のように終末期を便宜上3期に分け、それぞれの全身状態に合わせたマネジメントを行っています。

　ADL が高く保たれて日常生活にはあまり支障がない時期をⅠ期、心身の状態が悪化し始める時期をⅡ期、死が迫ってくる臨死期をⅢ期とし、それぞれの時期における治療とケアのバランスは図のように、Ⅰ期では治療が多く、Ⅱ期では治療が少なくなってケアが増加し、Ⅲ期ではほとんどがケアのみになります。このように、治療とケアは、その比率が患者の状態によって変化していきます。ただ、現実的にはⅠ、Ⅱ、Ⅲ期をそれぞれ厳密に区別することは困難であり、またその必要性もありません。3期にわけて考える意味は、終末期における全身状態の変化の特徴を知り、それに応じた口腔マネジメントを行うため

3．口腔マネジメントの考え方

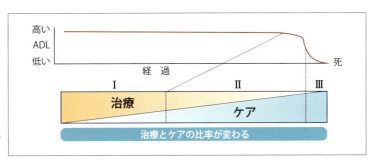

図2-5　がん終末期の治療とケア

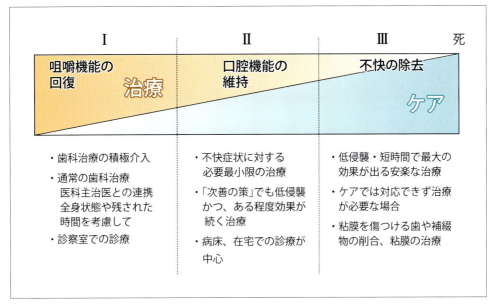

図2-6　治療のあり方

の基本的な考え方を整理することにあります。

　治療を行う場合の考え方については**図2-6**に示すように、Ⅰ期では「咀嚼機能の回復」を、Ⅱ期では「口腔機能の維持」を、Ⅲ期では「不快の除去」を、それぞれ目標とします。具体的には、Ⅰ期では歯科治療の積極的な介入が求められ、医科主治医との連携のもとに、患者の全身状態や残された時間（患者の予後）を考慮した上で、原則として歯科診療室での通常の歯科治療を行います。Ⅱ期では、不快症状に対する必要最小限の治療を行うように心がけ、医学的に理想的な治療にこだわらず、「次善の策」でも低侵襲である程度効果が続く治療を選択するようにし、病床や在宅での診療が中心になります。Ⅲ期では、低侵襲・短時間で最大の効果が出る安楽な治療を行い、不快症状を一時的にでも除去することだけを考えます。例えば、粘膜を傷つける歯や補綴物の削合、粘膜の治療など、ケアでは対応できずに治療が必要な場合にのみ行うことになります。

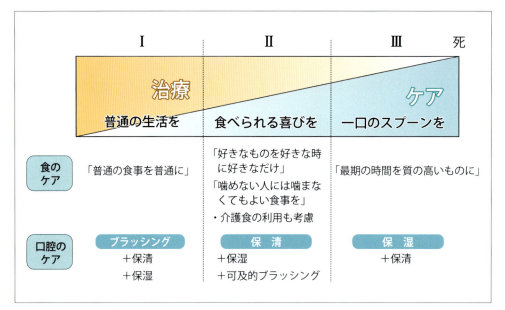

図 2-7　ケアのあり方

　ケアの在り方については**図 2-7** に示すように、Ⅰ期では「普通の生活を」、Ⅱ期では「食べられる喜びを」、Ⅲ期では「一口のスプーンを」それぞれ目標にします。「食へのケア」の考え方としては、Ⅰ期では「普通の食事を普通に」、Ⅱ期では「好きなものを好きな時に好きなだけ」、「噛めない人には噛まなくてもよい食事を」、Ⅲ期では「最期の時間を質の高いものに」、ということを目標にして食事の支援を行います。

　「口腔のケア」の考え方としては、Ⅰ期ではブラッシングによるセルフケアが主体で、口腔乾燥に対する保湿や、舌や口腔粘膜の保清が必要になることもあります。Ⅱ期ではセルフケアが困難となる場合が多く、歯科医療職や看護職の介入による口腔内の保清が主となり、可及的なブラッシングや保湿を行います。Ⅲ期では、もはやブラッシングなどのセルフケアが行えない場合がほとんどで、主体は歯科医療職や看護職による保湿となります。また可能な限り、口腔内の保清を行うようにします。

　医療では本来、常に治療とケアの両方が必要であり、病状によって治療とケアの比率が変わるだけなのだと思われます。終末期の医療においても同様で、確かにケアの比率は高くなりますが、ケアだけで全てが解決するわけではありません。特に緩和ケアという言葉からは、ケアだけが行われているような印象を持たれがちですが、そうではなく、的確な治療が必要になる場面も多くみられ、むしろ治療とケアの垣根のない一体とした医療サービスが提供されるべきなのです。

(2)「口から食べる」機能を維持する

　緩和ケアにおいては、「食」についてのケアは、現在まであまり積極的には行われてきませんでした。「食べる」ことはあくまで生活面でのことであり、医療とは関係のないことと捉える医療者が多いこともその一因かもしれません。確かに「食べる」ことは人の生活そのものであって医療ではありませんが、終末期患者はがんの終末期を生きているのであり、緩和ケアはその生活を支えるケアであるはずです。人にとって「食べる」ことは、生命を維持し、成長や活動するために必要な栄養分を補給するという身体的側面と、生活の楽しみや喜び、会食によって他者との社会的なつながりをつくるといった精神的、社会的な側面があります。口を診る立場から終末期がん患者をみてきて思うことは、栄養補給としての身体的側面もさることながら、生きる希望へとつながる精神的側面こそが、終末期において「食べる」ことを支える重要な意義であると思われます。すなわち、「食」を支え、生活を支えるという点で、「食のケア」は緩和ケアの中でも重要なケアであるといえます。

1）栄養補給としての身体的側面

　単に栄養補給という面からみれば、医療においては、近年では必ずしも口から食べる必要性はなくなってきました。経静脈栄養や胃ろうなどがあれば、栄養面では大きな問題は起こりません。しかし、栄養面では問題がなくても、経静脈栄養では腸管の絨毛高が低下して腸管壁が薄くなり、栄養吸収が低下します。

　さらに大きな問題点として、腸管免疫が低下して易感染状態をきたすといった免疫機能の低下が挙げられます。また、口から食べなくなると口腔機能の低下や、それに伴う廃用萎縮の発生といった問題が起こる可能性もあり、「口から食べる」ことが身体的にも非常に大きな意義をもっているといえます。したがって終末期においても、できるだけ長く「口から食べる」機能を維持していくことが大切なのです。

2）尊厳と生きる希望を支える精神的側面

　食べることは生きることであり、食べる喜びは生きる力を支えます。すなわち、「食べる」ことは「生活する」ことであり、生活そのものであるといえます。したがって、「食」を支えることは「身体」を支えると同時に、「生活」を支えることにほかなりません。

　さらに「口から食べる」ことは、人としての尊厳に最も大きく関わる行為であり、主体的行為の原点ともいわれています。したがって、終末期がん患者において「食」を支えることは、残された人生における生活そのものを支えることであり、人としての尊厳を支えることにほかならないのです（**図 2-8**）。

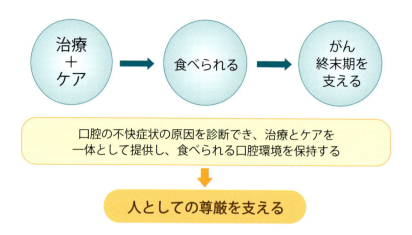

図 2-8 がん終末期における口腔マネジメントの意義

（3）口腔内を清潔に保つ

　口腔内細菌は、健常人においては常在菌叢としてバランスを保ちながら口腔内の健康状態を保持しています。健常人では、500〜600種の細菌が、口腔清掃の行き届いた人でおよそ百億個、あまり清掃状態の良くない人で千億個程度、セルフケアができないなどの理由で、全く口腔清掃ができずに放置されている人では、数千億〜1兆個もの口腔内細菌が口腔内に存在しているといわれています。数千億〜1兆個という細菌数は、大腸における細菌数と同じレベルで、口腔清掃ができないと口腔内がいかに不潔な状態になるかを物語っています。

　口腔内が不潔になると、細菌数が増加するだけでなく、常在菌叢も変化し、病原性の強い細菌が繁殖して病原菌のリザーバー（温床）となり、誤嚥性肺炎や敗血症などの重篤な感染症を引き起こすことがあります。また、常在菌叢の変化は、口腔カンジダ症などの日和見感染を発症させることにもつながります。口腔細菌のリザーバーとなりやすいのはプラーク（歯垢）や舌苔であり、これらのリザーバーを除去することが口腔マネジメントの第一義的な目的となります。

　特に、「誤嚥」に「口腔内細菌の増加」が加わった時に発症する誤嚥性肺炎は、終末期の患者にとっては致命的な合併症となるため、全身的および局所的状態を注意深く観察し、予防や早期発見に努める必要があります。この場合の対応としては、誤嚥を改善することは困難なことが多いため、たとえ唾液を誤嚥しても肺炎を起こさないように、唾液中の細菌数を減らすことに重点が置かれます。すなわち、口腔内細菌、特にプラークや舌苔に嫌気性菌などの病原性の強い細菌を除去して口腔内を清潔に保つことが、肺炎の予防や治療に直結する重要な口腔のケアとなります。

コラム　国も認める支持療法としての口腔マネジメントの有用性

　わが国においては、がん治療によって口腔粘膜炎などの副作用が出現しても、生命には直接影響しないことから重要視されず、ほとんど対策が顧みられない時期が長く続きました。しかし、口腔内に口腔粘膜炎をはじめとするさまざまな合併症が起こると、「食べたくない」、「食べられない」といった状況になるのは当然のことであり、その結果、低栄養のためにがん治療を中断、または中止せざるを得なくなることがあります。これはがん治療の計画に直接影響することであり、患者の予後を左右することも考えられます。また、がん治療期のみならず終末期においても口腔内の不快感や食べられないことは、QOLの低下を招き、精神的・身体的苦痛をもたらすことになります。

　このような観点から、欧米においてはがん治療時の口腔衛生状態を良好に保つことが、がん治療においては欠かせないという認識が以前からなされていましたが[a]、近年わが国においても、がん治療の開始前から徹底した口腔清掃などの口腔マネジメントを行うことにより、前述のように（**P25**）口腔合併症の発生を抑え、がん治療が計画どおりに終了することにつながるだけでなく、術後肺炎の発生リスクを下げる、頭頸部や食道の再建手術における術後合併症の発生リスクを下げる、術後の経口摂取再開を早める、入院日数を削減することができる、手術時の気管内挿管によって歯牙の破折や脱落などの事故の発生リスクを下げる、などのさまざまな有用性が認められることがわかってきました（**P51 表3-6**）。

　このようながん治療における支持療法としての口腔マネジメントについて、厚生労働省もその有用性を認め、平成24年度診療報酬改定において「周術期等口腔機能管理」についての保険点数が新たに歯科点数表に保険収載されました。さらに平成26年度診療報酬改定においては、周術期における口腔管理のための医科歯科相互の連携を目的として、医科点数表に歯科医療機関連携加算が、医科および歯科点数表にそれぞれ周術期等口腔機能管理後手術加算が新設されました。

　また、平成24年6月に改訂された「がん対策推進基本計画」においても、「がん治療における医科歯科連携による口腔ケアの推進」が取り組むべき施策として新たに記載されたほか、「手術療法による合併症予防や術後の早期回復のため、口腔機能・衛生管理を専門とする歯科医師との連携を図り、質の高い周術期管理体制を整備する」ことが明記されました。さらに、がん医療に携わる専門的な医療従事者の育成として、「放射線療法、化学療法、緩和ケア、口腔ケア等のがん医療に専門的に携わる医師や歯科医師をはじめ、薬剤師や看護師等の医療従事者の育成が依然として不十分である」との現状認識から、「より効果的な研修体制を検討し、地域のがん医療を担う医療従事者の育成に取り組む」としています[b]。

　このように、がん治療としての手術・化学療法・放射線療法を行う際の口腔マネジメントが保険点数として認められたことに加え、わが国のがん対策の中核となる「がん対策推進基本計画」にも、がん治療における口腔マネジメントの有用性と、さらなる推進に取り組むべきことが記載されるなど、わが国においても支持療法としての口腔マネジメントの重要性が認識されつつあります。

参考文献
a) NCI:Oral Complications of Chemotherapy and Head/Neck Radiation (PDQ®). http//www.cancer. gov/cancertopics/pdq/supportivecare/oralcomplications/healthprofessional
b) 厚生労働省ホームページ：http://www.mhlw.go.jp/bunya/kenkou/dl/gan-keikaku02.pdf

第2章 口腔マネジメント

4 口腔マネジメントを行うにあたって －著者からの提案と本音－

1 口のケアには終わりがない

　口のケアには終わりがありません。際限なく続きます。今、きれいにしても、食事をすればまた汚れます。絶食状態でも汚れます。本来ならセルフケアとして行うべき事なのですが、他人が行うために行う人が疲れてしまうのです。健康な人なら、多少口が汚れていても大きな問題は起こりませんが、がん患者となると話は別です。さまざまな感染症の原因となる事があります。そのため、セルフケアができる患者には、口をきれいにしなければいけない理由を説明し、セルフケアをしっかり行ってもらうことが大切です。セルフケアができない患者には、看護師が介入しなければなりませんが、その場合、1回5分で行う標準的口腔ケア（**第2章、P20〜21参照**）を行うことをお勧めします。それも、あまり完璧にやろうとは考えないでください。口腔清掃を完璧に行うことは不可能です。それよりも、毎日続けることのほうが重要です。ほどほどで良いのです（本音です）。

2 疲れすぎないように

　口がきれいでも口腔合併症が起こることがあります。このような場合は、口腔ケアだけを行ってもほとんど効果はないことが多く、治療や予防なども広く含む対策、すなわち口腔マネジメントが必要になります。この口腔マネジメントを看護師のみなさんが行うにあたっては、みなさんが疲れすぎないようにしてもらいたいと思います。そのためのツールや考え方をこれから本書の中で示していきますが、口腔マネジメントを行うにあたっての本音の提案を以下に述べます。

（1）できるだけ手をぬく

　いい加減にするということでは決してありません。多忙な業務の中で口腔マネジメントを行うことは容易なことではありません。ですから、無駄な時間や手数をかけずに、効率よく口腔マネジメントを行ってもらいたいのです。手をぬく、すなわち取捨選択するためには、物事の全容を把握していないとできません。そのために本書をご活用ください。手をぬくためのツールと考え方をたくさん用意しました。

4．口腔マネジメントを行うにあたって －著者からの提案と本音－

（2）アセスメント→原因の診断→対策

　「口腔内の症状をアセスメントし、原因を診断した上で対策を考える」というシンプルな考え方を身につけてください。「アセスメントはどうしたらよいかわからないし、診断なんてとっても無理！」などと思わないでください。診断できずに対策は立てられません。そのために、簡単なチェックリストから疾患別アセスメントシートまで、3段階にわたるたくさんのアセスメントシートを用意しました。あなたは、チェックするだけで症状のアセスメントができます。さらに、重要な症状をたどれば、診断と対策がわかるフローチャートを症状別に用意してあります。あなたは、たどるだけで原因の診断と対策がわかります。さぁ、やってみましょう。

（3）診断や対策に不安があるときは、歯科に相談！

　1週間、対策（ケアあるいは治療とケア）をやってみても効果のない時や、診断や対策に不安がある時は、口腔外科専門医のいる病院や診療所、普段から連携している歯科医院、地元の都道府県歯科医師会などと連絡をとり（**P34 コラム参照**）、歯科医療職に積極的に介入してもらいましょう。わからないのにズルズル引っ張るのは、一番危険です。よくわからなかったり、うまくいかない時は、歯科にまかせてしまいましょう！餅は餅屋です。「困った時の歯科頼み」で良いのです。

参考文献
1）角　保徳：専門的な口腔ケア、20-25、医歯薬出版、2012.
2）櫻井　薫：「口腔ケア」に関する検討会の進捗と今後の展開、日歯医師会誌、69（4）、16-17、2016.
3）大田洋二郎：口腔ケアは頭頸部進行癌における再建手術の術後合併症を減少させる－静岡がんセンターにおける挑戦、歯界展望、106（4）、766-772、2005.
4）坪佐恭宏：食道癌周術期管理における口腔ケアの重要性、第59回公益社団法人日本口腔外科学会総会・学術大会抄録集、109、千葉、2014.
5）厚生労働省：中央社会保険医療協議会専門委員提出資料、2013.
6）Lynn J：Perspectives on care at the close of life. Serving patients who may die soon and their families : the role of hospice and other services. JAMA 285(7), 925-932, 2001.

コラム　歯科との連携方法

　歯科を併設する病院内における連携は、現在でも特に問題なく行われていますが、歯科のない病院における医科歯科連携はどのようにすればよいのでしょうか？

　全国の病院の約80％を占める歯科のない病院が連携する相手は、地域の歯科医院ということになるのでしょうが、残念ながら連携はほとんど進んでいないのが現状です。その理由としては、医科側のがん治療における口腔マネジメントの有用性に対する認識が依然として低いこと、医科と歯科の双方に具体的な連携にあたっての心理的、実務的な壁があること、歯科側にがん治療という不慣れな医療に対する不安があること、などがあると思われます。

　また、地域の歯科医院が各々単独で一つの病院に連携を申し込んだ場合、病院側としてはどの患者をどういう基準でどの歯科医院に紹介するかを判断しなくてはならなくなり、非常に煩雑で困難な作業となるため、連携はほとんど実現しなくなる恐れがあります。病院側にとっては、歯科との連携窓口は一つであるほうが紹介しやすいのは当然といえます。その場合、歯科側の窓口となり得るのは地域の歯科医師会であり、すでに歯科医師会が医科歯科連携の窓口となっている地域もみられます。

　したがって、病院側から歯科との連携を考える場合は、地域の歯科医師会（各都道府県歯科医師会、各郡市区歯科医師会）に問い合わせてみるのがよいでしょう。また、地域の歯科医院との個人的なつながりのある場合には、連携の申し込みについて病院側から働きかけるのもよい方法です。

　しかし、すべての歯科医院や病院歯科が、がん患者の口腔マネジメントについて理解し、なんでも対応してくれるわけではありません。残念ながら、現在のところなんでも対応できるのはごく少数の歯科医療機関だけです。がんを理解し、口腔疾患にも精通しているのは、歯科医師のなかでも口腔外科を学んだ者であり、できれば口腔外科専門医の資格を有する歯科医師や、地域の歯科医院の中でがん治療についての研修を受けた「がん診療医科歯科連携登録歯科医」に相談されるのがよいかと思います。ただ、歯科医師であれば十分対応できることも多いため、口腔外科専門医でなくとも、地域の歯科医院やすでにつながりのある歯科医院にまず連絡を取り、相談されるのが良いでしょう。

＊口腔外科専門医の探し方
　公益社団法人　日本口腔外科学会のホームページ（http://www.jsoms.or.jp/）より、各地域の口腔外科専門医を検索することができます。また、（公社）日本口腔外科学会認定「口腔外科専門医」は電話帳（タウンページ）にも広告可能な資格のため、診療所を開業している口腔外科専門医は、電話帳でも調べられます。
＊がん診療医科歯科連携登録歯科医の探し方
　地域の歯科医師会に問い合わせれば、すぐにわかります。

第3章 がん治療に伴う口腔マネジメント

1 がん治療

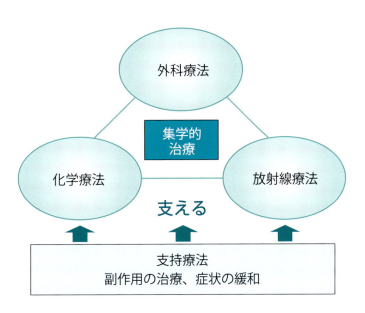

図3-1 がんの集学的治療

　がんの治療は、外科療法、化学療法（薬物療法、抗がん剤治療）、放射線療法の3つが主たるもので、これらを組み合わせた集学的治療が多く行われています。この他に補助療法（アジュバント療法）として免疫療法、ホルモン療法などがあります。

　また近年は、これらのがん治療の副作用に対し、症状の緩和や治療を行い、がん治療の完遂と患者のQOLの向上を目指す支持療法の重要性が指摘されるようになってきました（図3-1）。

　口腔マネジメントをがん治療の中に組み込むことによって、がん治療による口腔の副作用の予防と症状の緩和、ひいては患者のQOL向上にも貢献できることから、口腔マネジメントは支持療法の一つであるということができます。

第3章 がん治療に伴う口腔マネジメント

2 化学療法に伴う口腔マネジメント

	従来型抗がん剤	分子標的薬
作用	細胞分裂に必要なDNAの合成を阻害する	細胞核に細胞分裂を指令する信号を細胞の内外で止める
選択性	非選択的 がん細胞かどうかの区別なく、細胞分裂のスピードの速い細胞を攻撃する	選択的 特定の分子（標的分子）がある細胞だけを狙い撃ちする
副作用	重篤な副作用が多い 副作用の種類や頻度が、ある程度わかっている	軽い副作用が多いが、重篤な副作用もある どんな副作用が出るか、よくわからない（多種多様な副作用）
がん細胞への効果	殺細胞効果	アポトーシスの誘導 分裂や増殖の阻害 血管新生の阻害 浸潤・転移の阻害

表3-1　抗がん剤

化学療法（薬物療法、抗がん剤治療）

　抗がん剤は、代謝回転が速く増殖の活発な細胞を傷害する従来型抗がん剤（細胞傷害性抗がん剤）と、がん細胞への選択性と特異性を高めることを目標に開発された分子標的薬があります（**表3-1**）。

　従来型抗がん剤は、核酸、DNA、タンパク質などの合成阻害により細胞分裂を阻害し、抗腫瘍効果を発揮します（**表3-2**）。

　一方、近年の分子レベルの基礎研究により、がん細胞だけで活発に働き、正常細胞では働きが低い分子が存在することがわかってきました。分子標的薬は、この分子に選択的・特異的に作用してがん細胞の増殖を抑えようとするもので、抗体薬と小分子薬に分類され、それぞれ**表3-3**のような特徴があります。

　従来型の抗がん剤と分子標的薬の作用部位は、**図3-2**に示すように、分子標的薬の抗体

2. 化学療法に伴う口腔マネジメント

分類	作用	薬品名
アルキル化薬	DNA塩基にアルキル基を結合させることでDNA複製を阻害する	シクロホスファミド、イホスファミド、メルファラン
代謝拮抗薬	核酸やタンパク合成過程の代謝物と類似構造をもつ化合物で、核酸合成を阻害する	メトトレキサート、フルオロウラシル、テガフール、シタラビン
抗腫瘍性抗生物質	DNA合成抑制、DNA鎖切断などの作用をもつ	ドキソルビシン、ダウノルビシン、マイトマイシンC、ブレオマイシン
微小管阻害薬	細胞分裂の際に紡錘体形成をしたり、細胞の正常機能の維持に重要な微小管に作用	ビンクリスチン、パクリタキセル、ドセタキセル
白金製剤	DNA鎖内または鎖間結合あるいはDNAタンパク結合を作ってDNA合成を阻害する	シスプラチン、カルボプラチン、オキサリプラチン

表3-2 従来型抗がん剤の分類

	抗体薬	小分子薬
分子量	大（約15万Da）	小（約500～1000Da）
作用部位	細胞膜上または細胞外の標的分子に作用	細胞内へ浸透して標的分子に作用
抗腫瘍作用	・細胞膜受容体の活性阻害作用 ・血管新生阻害作用 ・免疫チェックポイント阻害作用	・チロシンキナーゼ阻害作用 ・血管新生阻害作用 ・複数の標的分子に作用

表3-3 分子標的薬の分類

薬は細胞膜上の標的因子（受容体）と細胞外の標的分子（増殖因子）に対して作用し、分子標的薬の小分子薬は細胞内のシグナル伝達因子に作用してシグナル伝達系のリン酸化を担うチロシンキナーゼを阻害します。それに対して従来型の抗がん剤は、細胞核に作用して核酸、DNA、タンパク質などの合成を阻害することにより細胞分裂を阻害します[1]。

また、分子標的薬を主な標的ごとに分類すると、（1）増殖シグナル伝達阻害薬、（2）血管新生阻害薬、（3）免疫チェックポイント阻害薬、に大きく分けられます。

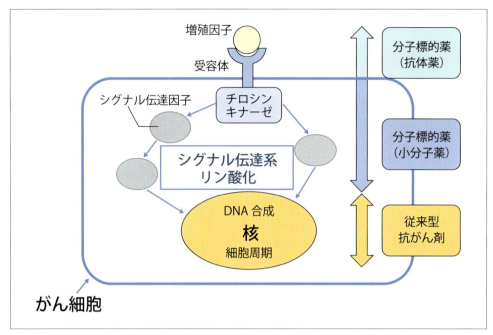

図 3-2　抗がん剤の作用部位（文献1より引用改変）

（1）増殖シグナル伝達阻害薬

　抗体薬は増殖因子と受容体の結合の阻害（①、②）、小分子薬は細胞内のチロシンキナーゼなどを阻害する（③）ことによって、がん細胞の増殖を促すシグナル伝達を阻害し、がん細胞の増殖を妨げます（**図3-3**）。

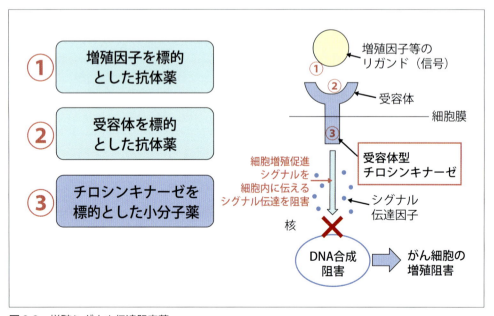

図 3-3　増殖シグナル伝達阻害薬

(2) 血管新生阻害薬

がん周辺の血管内皮細胞などを標的として作用し、血管新生を阻害し栄養供給を絶つことで、がんの増殖、浸潤、転移を抑制します（図3-4）。

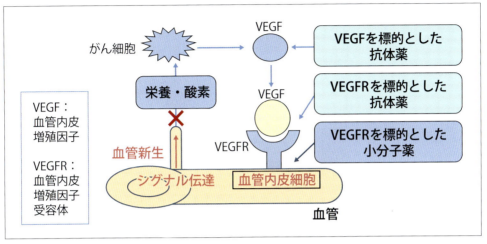

図3-4　血管新生阻害薬

(3) 免疫チェックポイント阻害薬

がん細胞に対しては、まずナチュラルキラー細胞（NK細胞）などが自然免疫として殺細胞効果を示すとともに、樹状細胞ががん細胞の抗原（がん抗原）を取り込みます。その後、リンパ節に移動した樹状細胞は、細胞膜表面上にある主要組織適合遺伝子複合体（MHC）上のがん抗原をヘルパーT細胞に抗原提示します。抗原提示をうけたヘルパーT細胞は、キラーT細胞（細胞傷害性T細胞）に対し、同じがん抗原を持ったがん細胞を攻撃するように指令し（MHC－がん抗原－T細胞受容体刺激シグナル）、がん細胞への攻撃が始まります（獲得免疫）。この攻撃反応は、刺激シグナル経路が抑制シグナル経路（例えば、PD-1：プログラム細胞死1受容体とPD-L1：プログラム細胞死リガンド1の結合）へと切り替わった際に、T細胞の活性が低下し終結します。このように、T細胞を活性化したり抑制したりして免疫活性を制御する機構を免疫チェックポイントと呼びます。

がん細胞の中には、細胞膜表面に抑制シグナル分子であるPD-L1を発現して活性化T細胞上にあるPD-1と結合し、抑制シグナル経路を形成することによってT細胞の活性を低下させ、攻撃を逃れようとする悪賢いものがいます。このようなPD-L1を発現しているがん細胞に対して、T細胞のPD-1と結合する抗PD-1抗体を投与すると、PD-L1がPD-1と結合できなくなるため抑制シグナル経路が形成されず、がん細胞による免疫抑制状態は解除され（ブレーキを解除する）、T細胞が活性化してがん細胞を攻撃するようになります。このような免疫チェックポイントに作用して抗腫瘍効果を示す薬剤を免疫チェックポイント阻害薬と呼びます（図3-5）。

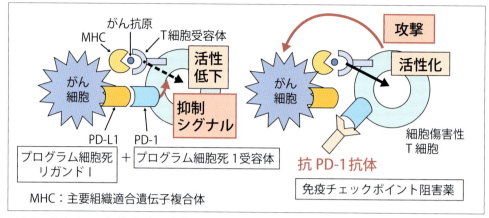

図 3-5　免疫チェックポイント阻害薬

①	口腔粘膜炎
②	口腔乾燥症
③	味覚障害
④	自己免疫疾患様症状
⑤	薬剤関連顎骨壊死（MRONJ）

表 3-4　口腔内の変化（口腔トラブル）

2　抗がん剤による口腔内の変化（口腔トラブル）

抗がん剤投与によって生じる口腔内の変化には**表 3-4** のようなものがあります。

3　抗がん剤による口腔トラブルの原因

（1）口腔粘膜炎の原因

- 従来型抗がん剤は細胞分裂の速い細胞を非選択的に傷害するため（口腔粘膜細胞は約 2 週間で細胞分裂を繰り返す）。
- 従来型抗がん剤投与によって発生する活性酸素による DNA 損傷や細胞膜の損傷。
- 分子標的薬のエベロリムスやテムシロリムスなどの mTOR 阻害薬では、従来型抗がん剤投与による機序とは異なり、サイトカイン（特に IL-6）などの炎症反応が関与していると考えられています。

（2）口腔乾燥症の原因

- 従来型抗がん剤の投与によって唾液腺実質が侵害され、唾液分泌量が減少するため。

（3）味覚障害の原因

- 従来型抗がん剤は細胞分裂の速い細胞を非選択的に傷害するため（味蕾の味細胞は7〜10日で細胞分裂を繰り返す）。
- 唾液分泌量の減少による味細胞への味物質の運搬阻害。

（4）自己免疫疾患様症状の原因

- 免疫チェックポイント阻害薬による副作用
  がん細胞を攻撃するキラーT細胞の抑制がはずれるため攻撃が活性化し、がん細胞のみならず自己の正常細胞をも攻撃し、自己免疫疾患によく似た症状が出現します。

（5）薬剤関連顎骨壊死（MRONJ）の原因

- 骨吸収阻害薬や血管新生阻害薬による副作用
  固形がんの骨転移や高カルシウム血症の治療や症状の緩和のためにBP製剤や抗ランクル抗体などの骨吸収抑制薬（ARONJ）を投与している場合や、がん治療としての血管新生阻害薬の投与中に、抜歯などの観血的治療や歯肉の急性炎症などの危険因子が誘因となり、顎骨の壊死をきたすことがあります（**P43〜44、コラム参照**）。

4 アセスメントのポイント

（1）口腔粘膜炎のアセスメントのポイント（P91 表5-5 参照）

- 口腔粘膜の発赤、びらん、潰瘍、疼痛、の有無
- グレード評価
- 摂食状態

（2）口腔乾燥症のアセスメントのポイント（P115 表5-14 参照）

- 口腔乾燥の程度、疼痛、の有無
- グレード評価
- 摂食状態

（3）味覚障害のアセスメントのポイント（P126 表5-20 参照）

- 味覚障害の具体的症状
- 口腔乾燥症の有無
- 舌苔の有無
- 摂食状態

（4）自己免疫疾患のアセスメントのポイント（P91 表 5-5 準用）

- 口腔粘膜の発赤、びらん、潰瘍、水疱、の有無
- 口腔乾燥症の有無
- 摂食状態

（5）顎骨壊死のアセスメントのポイント（P71 表 4-3 準用）

- 歯肉の発赤、びらん、潰瘍、疼痛、の有無
- 義歯装着の有無
- 顎骨露出の有無

5 セルフケアの指導と予防

（1）口腔粘膜炎のケア（P89～参照）

- 口腔粘膜を傷つけないブラッシングと清拭
- やわらかめの歯ブラシを使う
    - →歯肉や粘膜を強くこすらない
- アルコールを含まない含嗽剤を使用する
    - →潰瘍があるとしみる
- 口腔粘膜保護材の使用
    - →軽度の口腔粘膜炎には効果的だが、重篤な潰瘍形成がある場合は効果が低い

予防
- 完全な予防は困難で、二次感染予防（口腔内の保清と保湿）が主体となる
- 化学療法開始前に歯科で周術期等口腔機能管理を行うことにより、口腔粘膜炎の出現を減らすことができ、たとえ出現しても症状が重篤化しにくい

（2）口腔乾燥症のケア（P114～参照）

- 口腔内の保湿（保湿剤、スプレー、アイスボール）
- 疼痛のコントロール
- マスクの着用
- 過度の含嗽はひかえる

予防
- 困難

（3）味覚障害のケア（P127～参照）

- 口腔内の保湿

- 舌苔の除去
- 食事の工夫

予防
- 困難

（4）自己免疫疾患のケア
- 症状に応じたケア

予防
- 困難

（5）顎骨壊死のケア（P43〜44 コラム参照）
- 口腔清掃（ブラッシング、舌苔除去、口腔粘膜の清拭）
- 含嗽

予防
- がん治療前の周術期等口腔機能管理が大切
- 抜歯などの観血的治療をさける
- 感染源となる歯肉の急性炎症をなくす

コラム　薬剤関連顎骨壊死（Medication-Related Osteonecrosis of the Jaw：MRONJ）

　がん治療に用いられる骨吸収抑制薬や血管新生阻害薬の副作用として顎骨の壊死が発症することがあり、これを薬剤関連顎骨壊死（MRONJ）といいます。2003年に骨吸収抑制作用を持ち、骨粗鬆症などの治療に用いられるビスフォスフォネート製剤（BP製剤）の投与による顎骨壊死が初めて報告されたことにより、ビスフォスフォネート関連顎骨壊死（Bisphosphonate-Related Osteonecrosis of the Jaw：BRONJ）と呼ばれてきましたが、その後、新たな骨吸収抑制薬（抗ランクル抗体：デノスマブ）や血管新生阻害薬（分子標的薬：ベバシズマブなど）によっても顎骨壊死がみられたことから、薬剤関連顎骨壊死（MRONJ）と呼ばれるようになりました（**表 3-5**）。

	薬剤	作用機序	適応症	顎骨壊死の発生頻度（注射薬）
骨吸収抑制薬 ARONJ	ビスフォスフォネート製剤（BP製剤）BRONJ	骨中のハイドロキシアパタイトに吸着し、破骨細胞のアポトーシスを誘導することで強力な骨吸収抑制能を示す	骨粗鬆症、固形がんの骨転移、多発性骨髄腫の骨病変、高カルシウム血症	1〜2%
骨吸収抑制薬 ARONJ	デノスマブ（抗ランクル抗体）DRONJ	破骨細胞の形成、機能、生存に重要なRANKLを特異的に阻害し、破骨細胞による骨吸収を抑制する	骨粗鬆症、固形がんの骨転移、多発性骨髄腫の骨病変	0.1〜2.0%
血管新生阻害薬	ベバシズマブ（分子標的薬）	VEGFに対するモノクローナル抗体で、腫瘍血管新生の抑制、腫瘍間質圧低下による組織薬物濃度の増加などにより抗腫瘍効果を発揮する	大腸がん、肺がん、乳がん	0.2〜0.9%

ARONJ：Anti-resorptiveagents-Related Osteonecrosis of the Jaw　DRONJ：Denosumab-Related Osteonecrosis of the Jaw
RANKL：receptor activator for nuclear factor κ B ligand　VEGF：vascular endothelial growth factor（血管内皮成長因子）

表 3-5　薬剤関連顎骨壊死（MRONJ）

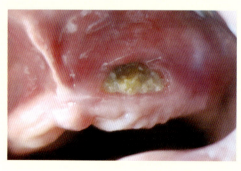

図 3-6 ビスフォスフォネート製剤による顎骨壊死

　骨吸収抑制薬や血管新生阻害薬は、がん治療においてはがんの骨転移および高カルシウム血症の治療や症状の緩和に重要な薬剤であり、これらの薬剤の投与によって MRONJ が生じないような配慮が医科側、歯科側、双方に求められます。すなわち、顎骨壊死は抜歯などの観血処置が原因となって起こることが多いため、骨吸収抑制薬や血管新生阻害薬の投与が予想されるときは、前もって必要な抜歯などの処置を行っておくことが大切です。

　このためにも、がん治療の開始前の周術期等口腔機能管理はたいへん重要で、医科から歯科へ患者を積極的に紹介し、徹底した口腔清掃とセルフケア方法の指導、抜歯などを含めた歯科処置などを行い、良好な口腔環境の確立を図っておくことが望まれます。

　顎骨壊死の症状としては、初期には骨露出を認めず、歯肉の発赤や腫脹、排膿をみるのみで、歯肉膿瘍の像を呈します。やがて、小さな潰瘍ができて骨露出がみられるようになり、その後徐々に潰瘍と骨露出部は増大し、骨壊死をきたして腐骨となることもあります。骨露出部の疼痛よりは、清掃不良による周辺の歯肉の炎症による接触痛や鈍痛、圧痛を訴える方が多くみられます（**図 3-6**）。

　ケアとしては、感染を防ぐための愛護的かつ徹底した口腔清掃が必要です。すなわち、骨露出部周囲の洗浄による清掃、食後の含嗽やブラッシング、スポンジブラシによる口腔粘膜の清掃、義歯の清掃などを根気よく続ける必要があります。

　治療としては、疼痛の管理と感染の防御を目的とし、鎮痛薬の投与（NSAIDs など）、抗菌薬の投与、骨露出部周囲への局所的な抗菌薬の注入、含嗽剤の投与、遊離した腐骨の除去などを行います。

　重要な点は、生じてしまった顎骨壊死の完治は困難であることから、あくまで対症療法としての疼痛管理と感染防御を目的とするべきで、がん治療としての骨吸収抑制薬や血管新生阻害薬の投与を中止する必要はありません。

第3章 がん治療に伴う口腔マネジメント

3 放射線治療に伴う口腔マネジメント

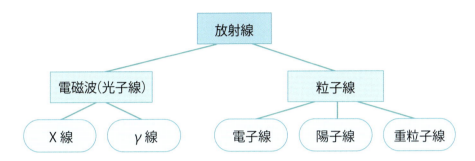

図 3-7　放射線の種類

1 放射線療法

（1）放射線
　放射線療法に使われる放射線は、X線、γ（ガンマ）線、電子線が主で、陽子線や重粒子線を用いた治療も始まっています[2]（**図 3-7**）。

（2）作用機序（図 3-8）

1）DNA の切断
　がん細胞の DNA を切断して、がん細胞の分裂と増殖を妨げます。

2）活性酸素の形成
　放射線照射によって体内の約 60％を占める水の O-H 結合が切断される結果、ヒドロキシルラジカルという最も活性の強い活性酸素が形成され、これがさらにがん細胞をはじめとする周囲の細胞の DNA を切断し、分裂と増殖を妨げます。

3）一種の免疫療法
　がん細胞の DNA が切断されることにより、免疫細胞ががん細胞を異物として認識しやすくなってがん細胞を攻撃する、一種の免疫療法ともいえる側面もあります。

① 放射線によるDNA損傷

② 放射線が水分子（H₂O）を分解して生成した**活性酸素**によるDNA損傷や細胞膜損傷

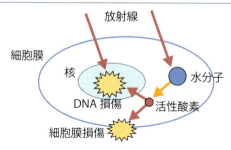

図 3-8　放射線療法の作用機序

（3）治療法

リニアックなどの治療装置で体外から放射線照射を行う外照射と、放射性同位元素（RI）を密封した小線源をがん組織の内部または近くの管腔内に挿入し、体内から照射する内照射（小線源治療）があります。

1）外照射
- リニアック（X線、電子線）：最も多い放射線治療機器
- ノバリス（X線）：特殊なリニアック装置
- サイバーナイフ（X線）：特殊なリニアック装置
- コバルト照射装置（γ線）：以前は主力であったが、現在ではほとんどリニアックへ移行したため、あまり使用されていない
- ガンマナイフ（γ線）：特殊なコバルト装置
- 重粒子線がん治療装置（重粒子線）
- 陽子線・重粒子線併用治療装置（陽子線、重粒子線）

2）内照射（小線源治療）
放射性同位元素：ヨウ素 125、セシウム 137、イリジウム 192 など
密封小線源の形状：針状、管状、板状など

　放射線ががん治療に使われるようになってから100年以上がたちます。X線は照射深度の調整が難しく、以前は周囲の正常組織も傷害するという難点がありましたが、放射線治療機器やコンピュータの発達によって、がん組織により多くの放射線量を照射できるようになるとともに、周囲の正常組織への照射量を減らすことができるようになり、がん治療の成績が向上すると同時に、副作用の少ない放射線治療が実現してきています（強度変調放射線治療）[2]。

3．放射線治療に伴う口腔マネジメント

2 放射線療法による口腔内の変化

　口腔内が照射野に含まれる場合の口腔内の変化としては、放射線照射中または照射後3ヶ月以内に起きる急性期副作用と、照射後3ヶ月以上経ってから起きる晩期副作用があります。

急性期副作用

（1）口腔粘膜炎（P86～参照）

　放射線性口腔粘膜炎は、照射量が20Gy頃から出現し、照射量が増えるにつれて増悪しますが、照射終了後2週間程度で改善します。口腔粘膜上皮細胞のDNAが放射線や活性酸素によって切断されるために起こり、口腔粘膜の広範な部位に潰瘍形成がみられ、強い疼痛（接触痛、自発痛）を伴います。

（2）口腔乾燥症（P107～参照）

　大唾液腺や小唾液腺の腺細胞のDNAが放射線や活性酸素によって切断され、唾液分泌量が減少するために起こります。照射量が20Gy頃から出現しますが、照射が終了しても改善がみられないこともあります。

（3）味覚障害（P119～参照）

　味蕾の味細胞のDNAが放射線や活性酸素によって切断され、味細胞の分裂や増殖が妨げられる結果、味覚障害をきたします。また、唾液分泌量が減少して口腔内が乾燥すると、味物質が味蕾の味細胞に運ばれにくくなることも味覚障害の原因となります。

晩期副作用

（1）放射線性顎骨骨髄炎や放射線性顎骨壊死

　最大の誘発因子は照射野内の抜歯などの観血的処置で、照射後何年経っても発症する危険性があります。注意すべきは下顎の抜歯で、照射量が55Gy以上の場合では放射線性顎骨壊死の発生率は30~40％といわれています。

（2）皮膚や口腔粘膜の瘢痕形成

　皮膚や口腔粘膜上皮細胞のDNAが放射線や活性酸素によって切断され、大きな潰瘍が形成されたり感染を伴う場合、肉芽組織の形成量が多くなって瘢痕が形成されることがあります。

（3）開口障害

口角部や頬部の瘢痕形成が著しい場合、開口障害をきたすことがあります。

（4）う蝕の発生

唾液分泌量が減少することにより、う蝕が発生しやすくなります。

3 アセスメントのポイント

急性期副作用のアセスメント

（1）口腔粘膜炎のアセスメントのポイント（P91 表 5-5 参照）

- 抗がん剤による口腔粘膜炎よりも、口腔粘膜の発赤、びらん、潰瘍、疼痛などの症状が重篤
- 口腔内が照射野に含まれる場合は、ほぼ100％の割合で出現する
- グレード評価
- 摂食状態

（2）口腔乾燥症のアセスメントのポイント（P115 表 5-14 参照）

- 抗がん剤による口腔乾燥症よりも、口腔乾燥の程度や疼痛が重篤
- グレード評価
- 摂食状態

（3）味覚障害のアセスメントのポイント（P126 表 5-20 参照）

- 抗がん剤による味覚障害よりも、味覚障害の自覚的程度が重篤
- 味覚障害の具体的症状
- 口腔乾燥症の有無
- 舌苔の有無
- 摂食状態

晩期副作用のアセスメント

（1）放射線性顎骨骨髄炎や放射線性顎骨壊死（P71 表 4-3 参照）

- 口腔内への放射線治療の既往歴（照射時期、照射野の範囲、照射線量）
- 歯肉の発赤、びらん、潰瘍、疼痛、の有無
- 義歯装着の有無
- 顎骨露出の有無

3．放射線治療に伴う口腔マネジメント

（2）皮膚や口腔粘膜の瘢痕形成（P71 表 4-3 参照）
- 瘢痕の部位、大きさ

（3）開口障害（P71 表 4-3 参照）
- 瘢痕の部位、大きさ
- 開口度（上下切歯間距離）、開口痛の有無

（4）う蝕の発生（P71 表 4-3 参照）
- 口腔乾燥症のグレード評価
- う蝕のチェック
- 口腔清掃状態のチェック

4　セルフケアの指導と予防

急性期副作用のケア

（1）口腔粘膜炎のケア（P89 〜参照）
- 口腔粘膜を傷つけないブラッシングと清拭
- やわらかめの歯ブラシを使う
    - →歯肉や粘膜を強くこすらない
- アルコールを含まない含嗽剤を使用する
    - →潰瘍があるとしみる
- 口腔粘膜保護材の使用
    - →軽度の口腔粘膜炎には効果的だが、重篤な潰瘍形成の場合は効果が低い

　予防
- 完全な予防は困難で、二次感染予防（口腔内の保清と保湿）が主体となる
- 放射線治療開始前の歯科での周術期等口腔機能管理が重要

（2）口腔乾燥症のケア（P114 〜参照）
- 口腔内の保湿（保湿剤、スプレー、アイスボール）
- 疼痛のコントロール
- マスクの着用
- 過度の含嗽はひかえる

　予防
- 困難

(3) 味覚障害のケア（P127 参照）
- 口腔内の保湿
- 舌苔の除去
- 食事の工夫

予防
- 困難

晩期副作用のケア

(1) 放射線性顎骨骨髄炎や放射線性顎骨壊死のケア
- 口腔清掃（ブラッシング、舌苔除去、口腔粘膜の清拭）
- 含嗽

予防
- 抜歯などの観血的治療をさける
- 感染源となる歯肉の急性炎症をなくす

(2) 皮膚や口腔粘膜の瘢痕形成のケア
- 瘢痕部の清潔を保つ

予防
- 困難

(3) 開口障害のケア
- 開口練習

予防
- 困難

(4) う蝕の発生予防のケア
- 口腔清掃、特にブラッシング

予防
- 歯科による専門的口腔清掃

第3章 がん治療に伴う口腔マネジメント

4 周術期における口腔マネジメント

❶	術後肺炎のリスク軽減
❷	頭頸部や食道の再建手術における術後合併症のリスク軽減
❸	術後の経口摂取再開を早める
❹	入院期間の削減
❺	気管内挿管時のリスク軽減（歯の破折や脱落など）

表 3-6　周術期等口腔機能管理の意義

術前の口腔管理（周術期等口腔機能管理）

（1）意義

　がんの手術の前に歯科医師や歯科衛生士による周術期等口腔機能管理を行う意義は、**表 3-6** に示すように、術後肺炎のリスクを下げる、頭頸部や食道の再建手術における術後合併症の発生リスクを下げる、術後の経口摂取再開を早める、入院期間を削減することができる、歯の破折や脱落などの気管内挿管時のリスクを下げる、などのさまざまな有用性が認められることにあります。

（2）内容

　周術期等口腔機能管理の内容としては、①がん治療における口腔管理の必要性についての説明、②口腔内診査、歯周基本検査、③セルフケア方法（ブラッシング、舌苔除去、口腔粘膜清拭、義歯清掃・管理）の説明と指導、④歯石除去、機械的歯面清掃、⑤必要があれば、う蝕、歯周病、義歯などに対する可及的治療（応急処置）、の各項目について時間の許す限りの最大限の指導、ケア、治療を行います（**図 3-9**）。

① **周術期における口腔管理の必要性についての説明**

がんの手術の前に、歯石除去などの口腔清掃、正しいセルフケア方法の体得、必要な治療の施行、などの口腔管理を行っておくことこそが、術後肺炎や低栄養などの合併症を防ぎ、がん治療を成功に導く鍵であることを患者に説明します。

② **口腔内診査、歯周基本検査**

口腔内の診査、検査を行います。義歯を装着している場合は、口腔粘膜の褥瘡の有無、義歯の安定性や適合性について診査します。舌苔の有無や口腔粘膜の異常についても診査することが重要です。

③ **セルフケア方法の説明と指導**

まず歯周基本検査の結果を患者に説明した上で、ブラッシング指導を行います。その後、舌ブラシなどを用いた舌苔除去の方法や、スポンジブラシを用いた口腔粘膜の清掃方法（清拭）を説明・指導します。さらに義歯の清掃方法についても患者や家族に説明することが重要です。

④ **歯石除去、機械的歯面清掃**

歯科衛生士による歯石除去や機械的歯面清掃を行います。

⑤ **う蝕、歯周病、義歯などに対する可及的治療（応急処置）**

必要があれば歯科医師による可及的治療を行います。

図 3-9　歯科における周術期等口腔機能管理の内容

（3）患者指導

周術期における患者指導のポイントは以下に示すとおりです。
1）周術期における口腔管理の重要性について理解してもらう。
2）周術期におけるセルフケアの具体的な内容について理解してもらう。
　　ブラッシング、舌苔除去、口腔粘膜の清掃、義歯の清掃
3）周術期におけるセルフケアの具体的な方法を説明し、患者自身ができるようになるまで指導する。
　　ブラッシングの方法、舌苔除去の方法、口腔粘膜の清掃方法、義歯の清掃方法

4. 周術期における口腔マネジメント

2 挿管中の口腔管理

(1) VAPを防ぐ

　がんの手術後にICUで気管挿管が長期化すると、患者の予後を不良にする重大な合併症である人工呼吸器関連肺炎（VAP:ventilator associated pneumonia）の発症リスクが高まります。

　すなわち、気管挿管を行って人工呼吸を開始すると、経口摂取は不可能となり、唾液分泌量も低下して口腔内は乾燥し、唾液の自浄作用が低下します。また、気管チューブの存在や口腔内分泌物の吸引除去操作などで傷ついた口腔粘膜や出血塊は、口腔細菌の格好の繁殖の場となります。さらに、気管挿管中の患者の全身状態は一般に不良で、免疫能は低下し易感染状態となっていることも多く、このような状況下で、きわめて不潔な口腔内からグラム陰性桿菌などの病原性の高い口腔細菌が起炎菌として気道内に流入すると、VAPが発症すると考えられています[3]（**表3-7**）。

　また、口腔細菌の気管への流入が種々の因子により左右されるかどうかをみたところ（**表3-8**）、経鼻挿管でも経口挿管でも流入の頻度はほぼ同じであり、気管チューブのカフにも左右されず、経鼻胃管チューブや人工呼吸器の有無にも影響を受けないことがわかりました。なかでも、カフがあっても流入が同じ頻度で起こっていることから、カフ圧には常に注意を払う必要があります[3]。

　このように気管挿管中の患者では、口腔細菌が唾液に混ざって気道内に流入することが頻繁に起こりうると考えるべきで、VAPの発症を防ぐには、たとえ唾液が流入しても肺炎を起こさないように、積極的に口腔清掃を行い、病原性の高い口腔細菌を減らすなどの徹底した口腔衛生管理を行うことが、最も重要であると考えられます。

　この他にも、気管内への流入を防ぐためにカフ圧が適正圧であることの確認、ケア中やケア後の唾液や洗浄液の吸引を頻回かつ確実に行うこと、また医療従事者の不潔な吸引操作などで、気管チューブの内側や人工呼吸器の回路を汚染しないような配慮も大切です（**表3-9**）。

	流入あり	流入なし	有意差
肺炎発症率	38.5% (10/26)	3.8% (1/26)	あり

表3-7　口腔内から気管内への口腔細菌の流入の有無と肺炎発症率（文献3より引用）

第3章 がん治療に伴う口腔マネジメント

	流入の頻度	有意差
挿管経路	経鼻挿管：53.2%　経口挿管：49.1%	なし
気管チューブのカフ	あり：53.1%　なし：45.5%	なし
経鼻胃管チューブ留置	あり：50.5%　なし：49.1%	なし
人工呼吸器	あり：50.0%　なし：50.0%	なし

表 3-8　口腔内から気管内への流入に関与すると考えられる因子（文献3より引用）

❶ 徹底した口腔衛生管理を行い、常に口腔内を清潔に保つ
❷ 気管内への流入を防ぐために、常にカフ圧を適正に保つ
❸ 気管内への流入を防ぐために、口腔内の唾液や洗浄液の吸引を頻回かつ確実に行う
❹ 気管チューブの内側や人工呼吸器の回路を人為的に汚染しないように注意する

表 3-9　VAPを防ぐ

（2）口腔清掃の実際

基本的には標準的口腔ケア（P20 〜 21 参照）に準じて行いますが、気管挿管中の患者については手順と内容が多少異なります。

なお、以下の過程には、気管チューブの移動・固定や洗浄液の吸引などの処置が必要になりますが、安全性と効率性の観点から2人で行うことが望まれます。

STEP 1　患者への説明を行う

患者の意識の有無にかかわらず、患者に声かけを行い、今から口腔のケアを行うことを伝えます。意識がある時は協力をお願いし、途中休憩もできることを伝えます。

STEP 2　体位を保持する

30°仰臥位が安全ですが、患者の安楽な体位、側臥位でも可能です。側臥位で顔をやや下に向けて、口角から洗浄液などが自然に流れやすくすると安全です。

STEP 3　開口状態を保持（視野の確保）する

口角鉤（アングルワイダー）や開口器、バイトブロックなどで開口状態を保ちます。

4. 周術期における口腔マネジメント

 STEP 4 カフ上部と気管内を吸引する

　気管内への流入を避けるために、口腔内の唾液の吸引のほかに、カフ上部と気管内の吸引を行います。

 STEP 5 気管チューブを移動・固定する

　気管チューブがケアの邪魔になるときは、気管チューブを移動し、再固定します。

 STEP 6 生理食塩水で浸したスポンジブラシで口腔粘膜を清拭する（P20〜参照）

 STEP 7 舌ブラシまたは軟らかい歯ブラシで舌苔を除去する（P20〜参照）

 STEP 8 歯ブラシまたは電動ブラシで歯をみがく（P21〜参照）

 STEP 9 生理食塩水とポピドンヨード液で口腔内を洗浄する

　ブラッシングによって口腔内には剥がれ落ちた口腔細菌が充満するため、生理食塩水で口腔内を洗浄します（1回）。

　その後10〜15倍に希釈したポピドンヨード液で再度口腔内を洗浄します（1回）。

　洗浄後はいずれも確実に吸引し、口腔内に洗浄液が残存しないように注意します。この処置は、1人が洗浄を、1人が吸引を担当します。

 STEP 10 カフ上部と気管内を再度吸引する

 STEP 11 移動した気管チューブを元の位置にもどし、再固定する

 STEP 12 口腔乾燥を予防するため、口唇にジェル状の保湿剤やワセリンを塗布し、マスクで口唇全体を覆い、作業を終了する

3 がん治療に伴う口腔マネジメント

5 緩和医療（緩和ケア）における口腔マネジメント

1	口の中が乾いてヒリヒリする	29人	46.8%
2	口の中がネバネバする	28	45.2
3	口の中が気持ち悪く、すっきりしない	27	43.5
4	しゃべりにくい	17	27.4
5	食べ物の味がわかりにくい	13	21.0
6	歯がかけたり、くずれたりしている	11	17.7
7	飲み物を飲むとよくむせる	11	17.7
8	口の中がよごれている	10	16.1
9	入れ歯ががたつく	10	16.1
10	食べ物をうまく飲み込めない	10	16.1
11	口が臭い	9	14.5
12	歯がしみたり、痛みがある	8	12.9
13	歯が少ないので食べにくい	8	12.9
14	歯のつめものやかぶせものがとれている	7	11.3
15	歯ぐきから血が出やすい	6	9.7
16	歯ぐきがはれている	5	8.1
17	口が開きにくい	5	8.1
18	入れ歯を入れて食べると痛みがある	5	8.1
19	歯ぐきがしみたり、痛みがある	3	4.8
20	口を大きく開けると痛みや音がする	3	4.8
21	入れ歯がこわれた	2	3.2
	全くなし	5	8.1

表 3-10 終末期がん患者における口腔不快症状（複数回答）
男 29 人、女 33 人、合計 62 人　平均年齢 67.6 歳　緩和ケア病棟入院時にアンケート施行
原発：消化器 23 人、呼吸器 17 人、その他 22 人

 終末期がん患者にみられる口腔内の変化

（1）自覚症状

　終末期がん患者がどのような口腔の不快症状を自覚しているのかを調べるために、緩和ケア病棟入院患者 65 人にアンケート調査を行いました[4]（**表 3-10**）。また、対照群とし

5. 緩和医療（緩和ケア）における口腔マネジメント

1	入れ歯がガタつく	28 人	14.9%
2	歯ぐきから血が出やすい	27	14.4
3	口が臭い	23	12.2
4	しゃべりにくい	23	12.2
5	歯がしみたり、痛みがある	18	9.6
6	口の中がネバネバする	17	9.0
7	食べ物の味がわかりにくい	16	8.5
8	歯が少ないので食べにくい	15	8.0
9	歯ぐきがしみたり、痛みがある	15	8.0
10	歯ぐきがはれている	14	7.4
11	口の中が気持ち悪く、すっきりしない	13	6.9
12	飲み物を飲むとよくむせる	13	6.9
13	歯がかけたり、くずれたりしている	13	6.9
14	入れ歯を入れて食べると痛みがある	13	6.9
15	歯のつめものやかぶせものがとれている	10	5.3
16	口の中がよごれている	8	4.3
17	口の中が乾いてヒリヒリする	7	3.7
18	口が開きにくい	6	3.2
19	口を大きく開けると痛みや音がする	2	1.1
20	食べ物をうまく飲み込めない	2	1.1
21	入れ歯がこわれた	0	0
	全くなし	67	35.6

表 3-11 健康な高齢者における口腔不快症状（複数回答）
男 50 人、女 138 人、合計 188 人　　平均年齢 70.5 歳

て健康な高齢者 188 人に同じアンケートを行い、終末期がん患者と比較検討しました（**表 3-11**）。

　以上の結果をまとめると、**表 3-12** に示すように、終末期がん患者では 91.9％になんらかの不快症状がみられたのに対し、対照群では 64.4％であり、一人あたりの不快症状の数も患者群の 4.0 に対して対照群では 2.3 でした。

　この結果から、終末期がん患者においては、9 割以上の患者がなんらかの口腔不快症状を経験しており、健康な高齢者に比べて非常に高い頻度で口腔不快症状がみられること、一人一人が経験する不快症状の種類や程度も深刻であることがわかりました。さらに不快症状上位 5 項目をみると、患者群ではすべて唾液量の減少や唾液性状の変化に起因する不快感でしたが、対照群では義歯、歯、歯周組織に起因する不快感であり、不快感の特徴的な違いが認められました。

　また、両群とも上位 4 番目に「しゃべりにくい」という症状がみられましたが、患者

	終末期がん患者	健康な高齢者
不快症状あり	91.9%	64.4%
一人あたりの不快症状の数	4.0	2.3
上位5項目の特徴	唾液量の減少や唾液性状の変化に起因する不快感	義歯、歯、歯周組織に起因する不快感
しゃべりにくさの原因	口腔乾燥	義歯不適合、歯の欠損

表 3-12 アンケート結果のまとめ（文献4より引用）

群では「口が乾いてしゃべりにくい」、対照群では「入れ歯ががたついたり、歯がないのでしゃべりにくい」と答えており、原因が全く異なっていました。

（2）終末期がん患者の口腔状態の特徴と問題点

このような自覚症状としての口腔不快症状に加え、患者の口腔内診査を行った結果、終末期がん患者の口腔状態の特徴として、①唾液分泌量の低下や唾液蒸発量の亢進、②口腔清掃の不良による口腔衛生状態の悪化、③う蝕や歯周病による咬合の崩壊、④義歯の不調や医療者による義歯の取り去り、などがみられました[4]。

そしてこれらの問題点に伴って起きる合併症として、①唾液分泌量の低下や唾液蒸発量の亢進からは、口腔乾燥症、味覚障害、口腔カンジダ症などが、②口腔衛生状態の悪化からは、口腔細菌感染症、口腔カンジダ症、う蝕や歯周病の発生や増悪、口臭、などが、③咬合の崩壊や義歯の不調からは、摂食・嚥下障害、誤嚥性肺炎などが挙げられます。

以上のように、終末期がん患者の口腔状態は一般的に決して良好といえず、患者の不快感のみならず重篤な合併症につながる危険性をはらんでいるといえます。

2 終末期がん患者の口腔トラブルの原因

（1）口腔乾燥症の原因（P108〜参照）

終末期がん患者では口腔乾燥症が特に顕著にみられますが、その原因としては、唾液分泌量の減少、唾液粘稠性の増加、唾液蒸発量の増加、脱水、のいくつか、またはその全てが重複して起こることが多いためと考えられます。なかでもエンドポイントに近づくほど

唾液蒸発量の増加と脱水が進行します。すなわち、開口状態が常態化し、いつも口呼吸となることに加え、酸素吸入量が増加するために唾液蒸発量が増加します。また、輸液量も減り、水分摂取量や経口摂取量も減少するため、脱水状態が著しくなっていきます。以上のような理由で、終末期がん患者の口腔乾燥症は非常に重篤なものが多いのです。

（2）感染症の原因

1）口腔細菌の感染（P100～参照）

終末期では、口腔のセルフケアがほとんどできなくなることに加え、全身状態の悪化のために口を開けることすらつらくなり、口腔のケア介入もできなくなっていきます。その結果、口腔内は著しく不潔な状態になる上に免疫能の低下も加わると、口腔細菌感染症をきたしやすくなります。

2）カンジダ菌の感染（P95～参照）

真菌（カビ）の一種であるカンジダ菌の口腔粘膜への感染を口腔カンジダ症といいますが、宿主の抵抗力が低下すると発症する日和見感染症としてとらえられています。終末期がん患者では、免疫力や体力も低下する上に唾液分泌量も低下するだけでなく、口腔内も不潔になりやすいために口腔カンジダ症が発症しやすくなります。

3）ウイルスの感染（P103～参照）

ウイルスが体内に侵入して増殖し、宿主に症状が発現するようになった状態をウイルス感染症といいます。ただ、ウイルスが感染しても発病するかどうかは、生体の抵抗力とのバランスで決まりますが、終末期がん患者のように体力や免疫能が低下している状態は抵抗力が低いと考えられ、ウイルス感染症が発症しやすい環境であるといえます。

（3）味覚障害の原因（P127～参照）

味を感じる経路は**図5-22**（**P123**）のように運搬段階、受容器段階、神経段階の3段階に分けられますが、このうちのどこかの段階で障害が起こり、味覚の情報が伝わらなくなると味覚障害をきたします。がん治療で唾液分泌量が低下すると運搬段階で、抗がん剤や放射線治療で味蕾の味細胞が傷害されると受容器段階で、味覚障害が起こりうるわけですが、終末期がん患者では唾液分泌量がさらに低下する上に、がん治療による味細胞の傷害が残存していることも多く、これらの状況が重なると味覚障害の程度が重篤化します。

（4）摂食・嚥下障害の原因（P130～参照）

摂食・嚥下障害の原因は、**表5-23**（**P131**）のように器質的原因、機能的原因、心因的原因などいくつかのものが挙げられますが、頭頸部領域の手術や放射線治療の後遺症、が

んの進展によるものを除けば、終末期がん患者では、咀嚼や嚥下に関わる筋肉の廃用萎縮とサルコペニアや加齢によるものが多いと思われます。咀嚼や嚥下に関わる筋肉の廃用萎縮は、口から食べなくなることが最大の原因と考えられ、この点からも食べられる口腔環境を維持していくことの大切さがあらためて認識されます。

(5) 口臭の原因 (P144～参照)

　口臭の大部分は口腔由来で、その6割は舌苔が原因といわれています。舌苔を含めた口腔内の清掃不良が大きな原因ですが、唾液分泌量の低下による自浄作用の低下も大きな要因となっています。終末期がん患者の口臭は、著しい口腔乾燥や口腔内の清掃不良などにより、生理的口臭や病的口臭が増悪すること、肝疾患のアミン臭や腎疾患のアンモニア臭などの全身状態からの口臭がみられることによって、健常人の口臭よりも強い場合がほとんどです。

3 終末期がん患者の口腔のケア

　がん終末期の口腔マネジメントの考え方については、「第2章3、口腔マネジメントの考え方 (P26～30)」に記載してありますが、この項では終末期の口腔合併症の具体的なケアのポイントについて述べることにします。ケアの詳細については第5章の各項をご参照ください。

　終末期のケア全般について言えることは、セルフケアが徐々にできなくなり、看護師や家族によるケアが主体となっていきます。この時に注意しなければいけないのは、ケアはあくまで患者の安楽を目的とすべきで、医学的に必要だからとケアを強要したり、ケアのためのケア行うべきではありません。医学的に必要なケアでも、患者がいやがる時は中止する姿勢が望まれます。

(1) 口腔乾燥症のケア (P114～参照)

　唾液分泌量を増やしたり、唾液蒸発量を減らしたりすることはもはや困難になります。ケアは口腔内に水分を付加する目的での保湿がほとんどとなり、保湿材としては水やお茶などの刺激の少ないものやアイスボール、患者が好む保湿剤などを用います。ジェルタイプの保湿剤は、水分が少ないため潤い感があまりなく、不快感が助長されることがあるので好ましくありません。

(2) 感染症のケア (P96、101、105参照)

　口腔細菌や真菌、ウイルスによる感染症に対しては、それぞれ抗菌薬、抗真菌薬、抗ウイルス薬による治療と、ケアとしての口腔清掃が大切です。口腔清掃は、感染部の洗浄、

5．緩和医療（緩和ケア）における口腔マネジメント

口腔内の含嗽、ブラッシング、舌苔除去、口腔粘膜の清拭、義歯の清掃などを行います。

（3）味覚障害のケア（P127 〜参照）

　味覚障害への対応としては、①唾液分泌量を増やす、②舌背の清掃（舌苔除去）、③食事の工夫、④亜鉛や漢方薬の投与、などの方法がありますが、終末期がん患者に対してはできるだけ早く、簡単に、ある一定の効果を出すことが患者にとって有益と考えられるため、水や保湿剤で口腔乾燥を緩和しながら、舌背の清掃（舌苔除去）と食事の工夫を主体としたケアを行います。

（4）摂食・嚥下障害のケア（P140 〜参照）

　摂食・嚥下障害のケアとしては摂食・嚥下リハビリテーションがありますが、時間的、体力的制限から終末期がん患者に対してこれを行うことはほとんどありません。終末期における摂食・嚥下障害としては誤嚥性肺炎が最も問題であることから、誤嚥性肺炎を防ぐケアを行うことが最重要課題になります。しかし、誤嚥そのものを無くすことはほとんどできないため、誤嚥しても肺炎を起こさないように積極的に口腔清掃を行って口腔内を清潔に保つことを目指します。すなわち、口腔内の含嗽、ブラッシング、舌苔除去、口腔粘膜の清拭、義歯の清掃などのケアを行い、口腔細菌を減らすようにします。

（5）口臭のケア（P147 〜参照）

　口臭の最大の原因である舌苔を除去することが最も大切です。その他、ブラッシングや義歯を含めた口腔清掃を徹底し、口臭予防洗口剤や含嗽剤、保湿剤などを用いたケアを行います。

参考文献
1）石川和弘：分子標的抗がん薬、5-7、南山堂、東京、2016.
2）国立がん研究センターがん対策情報センター：がん情報サービス、放射線療法、総論.
　http://ganjoho.jp/public/dia_tre/treatment/radiotherapy/radiotherapy.html.
3）妙中信之：ICU における人工呼吸管理とオーラルケアの必要性、ICU におけるオーラルケア、丸川征四郎編著、6-13、メディカ出版、大阪、2000.
4）杉　政和ら：緩和ケア患者における口腔不快症状の実態、第6回日本緩和医療学会総会抄録集.139. 東京.2001.

第4章 口腔症状から病名を診断する

1 口腔のみかた

1 アセスメント技術

(1) フィジカルアセスメントの手順

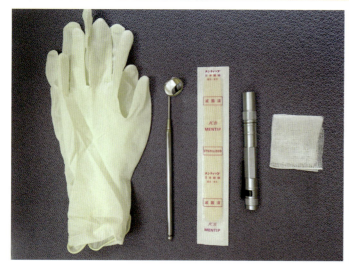

図4-1 用意するもの
左からディスポーザブルグローブ、デンタルミラー、舌圧子、ペンライト、ガーゼ

1) 用意するもの （図4-1）
- ディスポーザブルグローブ、デンタルミラー（なければ舌圧子）、ペンライト、ガーゼ

2) 準備
- 頭部の固定ができるヘッドレストを有する歯科用または耳鼻科用チェアーにて、仰臥位または座位で行います。
- 頭部の固定ができない椅子を用いる場合は、介助者が患者の頭部を支えて固定します。
- 介助者がいない場合は、ベッド上で仰臥位とし、可能ならばファーラー位またはセミファーラー位で行います。
- 患者の眼鏡をはずし、女性では口紅を落とすように指示します。その理由は、眼鏡が診察のじゃまになったり、眼鏡にひっかかって眼鏡を落としたり、顔面を傷つけたりする恐れがあるからです。また口紅は、診査者の手や機材を汚したり、手についた口紅が衣服などについてしまう、などのトラブルを防ぐためです。

1. 口腔のみかた

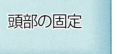

図 4-2　口腔内をみるポイント

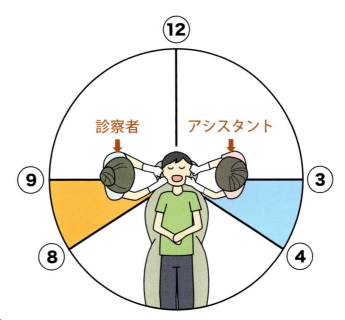

図 4-3　診察者の立ち位置

3）**口腔内のみかた**
- 口の中は複雑で暗くて狭いため、普通に開口させて見えるのは舌尖と舌背部、下顎の歯の一部ぐらいのもので、大部分の口腔内は見えていません。口腔内をしっかり診るポイントは次の3つです。①頭部の固定　②照明　③自分なりの観察する順番を決めて行う（一筆書きの要領で口腔内を順にもれなく観察する）（**図 4-2**）。
- 診察者の立ち位置は、患者の顔面に対して「8～9時」の位置に、また、アシスタントは「3～4時」の位置に立ちます（**図 4-3**）。
- 頭部が固定されている事を確認し、光源を口腔内に当てます。

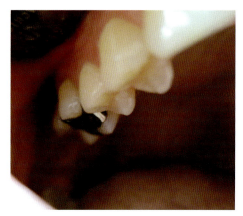 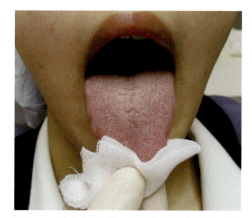

図 4-4 少し閉口した状態で右上顎大臼歯、小臼歯部をみる

図 4-5 舌尖部をガーゼで把持しながら舌をみる

☞歯、歯肉、義歯、口腔衛生状態をみる（図 4-4）

まず上顎の歯と歯列を観察します。手順の一例として、開口させた後、ミラーを右口角から挿入して右頬部をやや上方に持ち上げて少し閉口をさせると、右上顎大臼歯部の歯列と歯肉が観察できます。この時に大開口させると頬部が緊張し、デンタルミラーを入れるスペースがなくなって大臼歯部の観察ができないので、少し口を閉じてもらうと頬部に余裕ができて外側に引っ張ることができ、大臼歯部がよく見えます。ミラーを右後方から前方に少しずつずらしながら小臼歯部と前歯部を観察します。次にミラーを左頬部にずらしながら左上顎小臼歯部、大臼歯部を同様に観察していきます。

次いで下顎を観察します。ミラーで右頬部を右外側にやや広げると右下顎大臼歯部、小臼歯部の歯列、歯肉がよく見えます。ミラーをそのまま右下口唇内面をやや下方に引きながら下顎前歯部を観察し、ミラーを左へずらして左頬部に入れ、やや左外側に広げると左下顎小臼歯部、大臼歯部の歯列と歯肉が観察できます。

☞口腔粘膜の状態、舌をみる（図 4-5）

大きく開口させて、まず硬口蓋と軟口蓋、左右の頬粘膜を観察します。次に舌を前方におもいきり出すようにしてもらい、舌尖部と舌背部を観察し、舌苔の有無などをチェックします。さらに、舌尖部をガーゼで軽く把持しながら、舌を前に出し、舌の力を抜くように指示します。その状態で舌を見やすい位置に挟んで動かしながら、舌背、両側舌縁、舌下面、舌下小丘部、両側口底部を観察します。この時同時に左右の口底部が観察できます。

（2）現在までに発表された口腔アセスメントシート

1）OAG（Oral Assessment Guide）
- 1988年にEilersらによって発表された、入院中のがん患者における日常の口腔アセスメントシート[1]で、アメリカでの標準的な口腔アセスメントシートとして使われてきました。各項目のスコアの合計点が8点が正常、9〜10点が軽度の機能障害、11点以上が中程度〜重度の機能障害と判定し、ケアの回数や内容を重度になるほど濃密に行うとしています。

2）ROAG（Revised Oral Assessment Guide）
- OAG（Oral Assessment Guide）の唾液に関する項目に修正を加えたもので、2002年にAnderssonらによってリハビリ病棟に入院中の高齢者を対象としたものとして作成されました[2]。

3）迫田式口腔ケアアセスメントシート
- 20のアセスメント項目について、それぞれ3段階の指標が設けられています。清掃状態だけでなく口腔機能にまで及ぶ多くの項目があります[3]。

4）口腔内アセスメント表（全国共通がん医科歯科連携講習会テキスト）
- がん入院患者の看護師用アセスメント表で、主に患者の主観的症状のチェックに重点がおかれています[4]。

5）国診協版在宅ケアアセスメント票
- 全国国民健康保険診療施設協議会（国診協）が、老健・特養入所者において頻度の高い「解決すべき問題点」を集計してまとめ、歯科専門職以外でも簡単にアセスメントできるように作成されたものです[5]。

（3）本書で提案するアセスメントシート

1）口腔アセスメントシート（P71 表4-3 参照）
　がん患者のアセスメントをできるだけ効率的に行えるように、7つの項目について、それぞれ自覚症状と他覚症状のチェックが同時にできるようになっています。このアセスメントシートは、初回時のスクリーニングとしても使用できますが、「お口のチェックリスト」で患者の訴える症状の領域だけについてアセスメントし、「診断フローチャート」で病名の診断と対策を導き出すために利用してもらうことを主な目的としています。その後の経時的なアセスメントについては、「疾患別アセスメントシート」を用いて行います。

2 コミュニケーション技術

（1）コミュニケーション・ギャップをなくす

　患者の訴え方や表現はさまざまですが、的確に症状や自分の思いを医療者に伝えられる患者はむしろ少なく、表現力の乏しさや緊張感などのために、症状や訴えを医療者にうまく伝えられない患者のほうが多いようです。

　また、患者への説明の際には、医療者が難しい専門用語を多く使ったり、患者が説明を理解できなかったり、感情的に反発したりして、患者と医療者の間のコミュニケーションがうまく取れなくなってしまうことがあります。

　これは、患者と医療者の間の「共通言語」がほとんどなく、「言葉に対する理解のずれ」が起きることが原因と考えられます。例えば、口腔内のさまざまな症状をなんでも「口内炎」や「むし歯」と表現する患者も多く、われわれのほうが戸惑うことがあります。

　逆に「口のしみる痛み」を医療者から「潰瘍を伴う口腔粘膜炎」と説明されても、患者には理解できないことも多く、医療者側として特に注意しなければならないのは、患者との間ではあまり専門用語は使わずに、患者にわかりやすい言葉や表現を用いて丁寧に説明することが大切です。

　また、患者の訴えがよくわからない時や、逆に医療者側の説明があまり的確に患者に伝わっていないことが想像できるような場合では、お互いによくわかる言葉で、状況の真意が明らかになるまで確認しながら、コミュニケーション・ギャップが生じないようにすることが重要で、患者側よりも医療者側のほうが、患者の思いや意図をくみ取る努力を積極的に行う必要があると思われます。

（2）コミュニケーションの頻度やタイミングにも注意

　コミュニケーションの頻度、タイミングにも注意する必要があります。コミュニケーションの頻度が多いほうが望ましいのは当然ですが、実際にはそれほど頻回にコミュニケーションが取れるわけではありません。したがって、あまり頻回にコミュニケーションが取れなくても、「つらいですね」「大変ですね」と常に患者に寄り添う言葉をかけたり、笑顔やアイコンタクト、軽いボディータッチなどの言葉以外のコミュニケーションを行うことで、患者との良好なコミュニケーションを築くことができます。

　また、医療者が業務で忙しいと患者は声をかけづらく、訴えや質問のタイミングを逃してしまうことがあることも知っておく必要があります。「なにかあったら、遠慮なく声をかけてくださいね」と、患者に前もって伝えておくことも大切です。

第4章 口腔症状から病名を診断する

2 症状のアセスメント

　病名の診断の手順は、まず問診で患者の訴える症状（主観的症状、自覚症状）を聴取し、次いで身体の診査や臨床検査を行って、病態を客観的に把握（客観的症状、他覚症状）した上で臨床診断に至ります。看護過程においても同様で、症状の情報をいかに適切に収集・整理し、アセスメントするかがたいへん重要になってきます（図4-6）。

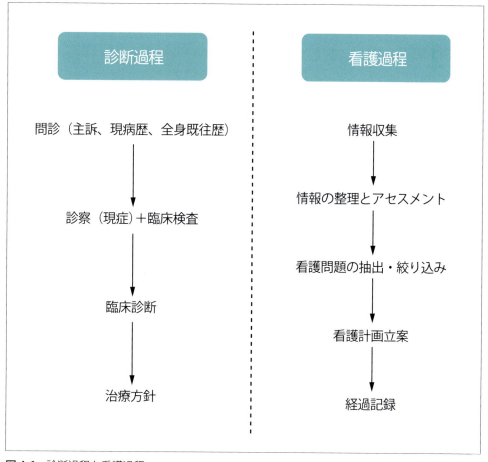

図4-6　診断過程と看護過程

1 3段階アセスメントの提案

　毎回詳細なアセスメントを行うことは、患者にとっても看護師にとっても負担が大きすぎるため、本書ではアセスメントを3段階にわけて行う口腔マネジメントのフローチャートを提案します（**図 4-7**）。

第1段階
　患者に「お口のチェックリスト」（**P70 表 4-1**）を書いてもらい、患者の主観的症状を簡便にアセスメントします。チェックされる項目がなければ、口腔トラブルはないと考え、セルフケアとしての口腔ケアを継続し、週1回の「お口のチェックリスト」によるチェックを継続します。

第2段階
　「お口のチェックリスト」で1つ以上チェックされた項目がある場合、その項目について看護師が、「口腔アセスメントシート」（**P71 表 4-3**）で問診による患者の自覚症状の確認と、口腔内診査による患者の他覚症状のアセスメントを行います。患者の症状に該当する診断フローチャートをたどれば、診断と対策、次に使用すべき疾患別アセスメントシートがわかります。

第3段階
　その疾患別アセスメントシートを用いて、詳細な経時的アセスメントを行います。この場合、初回のみで終わるのではなく、1週間に1回程度の間隔でアセスメントを継続し、症状の経過により対策の効果を判定します。

2．症状のアセスメント

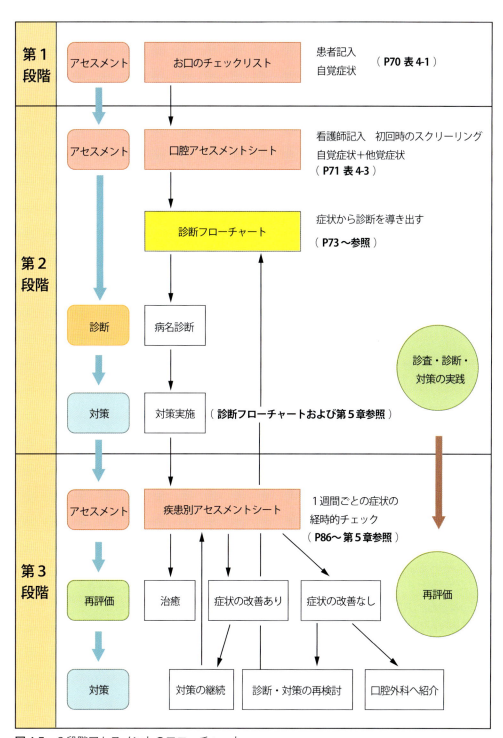

図4-7　3段階アセスメントのフローチャート

お口のチェックリスト

お口のことで気になる症状があれば、○で囲んでください（いくつでも結構です）。

1. 歯が痛い、歯の具合が悪い
2. 入れ歯が痛い、合わない
3. 口の中が気持ち悪い、すっきりしない
4. 口臭がする
5. 口の中が痛い、腫れている、出血する
6. 口がかわく
7. 味がわかりにくい、変な味がする
8. 食べにくい
9. 食べ物が飲み込みにくい
10. 食事中にむせることがある
11. 食べるのに時間がかかる
12. のどで痰がゴロゴロなっている
13. その他（　　　　　　　　　　　　　　　　）

表4-1　お口のチェックリスト

お口のチェックリスト（表4-1）	口腔アセスメントシート（表4-3）
1. 歯が痛い、歯の具合が悪い	「1.歯」の項目をチェック
2. 入れ歯が痛い、合わない	「2.義歯」の項目をチェック
3. 口の中が気持ち悪い、すっきりしない 4. 口臭がする	「3.4.不快感、口臭」の項目をチェック
5. 口の中が痛い、腫れている、出血する	「5.舌、歯肉、口腔粘膜」の項目をチェック
6. 口がかわく	「6.口腔乾燥」の項目をチェック
7. 味がわかりにくい、変な味がする	「7.味」の項目をチェック
8. 食べにくい 9. 食べ物が飲み込みにくい 10. 食事中にむせることがある 11. 食べるのに時間がかかる 12. のどで痰がゴロゴロなっている	「8～12.摂食・嚥下」の項目をチェック
13. その他（　　　　　　　　　　）	

表4-2　「お口のチェックリスト」と「口腔アセスメントシート」の対応

2．症状のアセスメント

患者ID		氏名			No.	
月　　日			記入者			
チェックリストNo.	自覚症状		他覚症状			
1 歯	□ しみる □ かむと痛い □ 何もしなくても痛い □ 歯が動く □ その他 （　　　　　　　）	部位	上・下　　左・右　　前歯・奥歯　（○で囲む）			
		状態	□ かけている □ 動揺している □ その他（　　　　　　　　　　　　　　　　　　　）			
2 義歯	□ 痛い □ 落ちる、はずれる □ 割れた、こわれた □ その他（　　　　）	部位	上・下　　左・右　（○で囲む）			
		状態	□ 割れている □ ひびが入っている □ その他（　　　　　　　　　　　　　　　　　　　）			
3・4 不快感 口臭	□ 口の中が気持ち悪い □ すっきりしない □ 口臭がする	口腔衛生状態	清掃状態	□ 著しく不良	□ 不良	□ 良
			食べかす	□ 多い	□ 少しあり	□ なし
			歯のみがき残し	□ 多い	□ 少しあり	□ なし
			舌苔	□ 多い	□ 少しあり	□ なし
			口臭	□ 強い	□ 少しあり	□ なし
5 舌 歯肉 口腔粘膜	□ しみる □ 触ると痛い □ 何もしなくても痛い □ 腫れている □ 出血する □ その他（　　　　）	口腔粘膜状態	部位記入 	発赤 びらん 潰瘍 腫脹 水疱 白斑	□ あり □ あり □ あり □ あり □ あり □ あり	□ なし □ なし □ なし □ なし □ なし □ なし
6 口腔乾燥	□ ネバネバする □ 少しかわいている □ とてもかわいている □ その他（　　　　）	柿木の分類	□ 0度（正常）乾燥なし □ 1度（軽度）唾液の粘性が亢進している □ 2度（中等度）唾液中に細かい泡がみられる □ 3度（重度）舌の上にほとんど唾液が見られず乾燥している			
		がん治療	□ 抗がん剤 □ 口腔への放射線治療 □ その他（		□ あり □ あり	□ なし □ なし ）
7 味	□ 味がわかりにくい □ 変な味がする □ その他（　　　　）	患者の表現	具体的に記載			
		がん治療	□ 抗がん剤 □ 口腔への放射線治療 □ その他（		□ あり □ あり	□ なし □ なし ）
8～12 摂食 嚥下	□ うまくかめない □ よくむせる □ うまく飲み込めない □ その他（　　　）	質問用紙（P133 表5-26）	問題点			
		摂食時の観察	問題点			
13 その他	（　　　　　　　）	身体的症状				

表4-3　口腔アセスメントシート

第4章 口腔症状から病名を診断する

3 フローチャートでラクラク診断

　患者がトラブルを訴えるときは、自分に起こった不快な症状を訴えるのであり、決して病名を訴えるのではありません。われわれ医療者は、患者の訴える症状を診断し、病名と対策を患者に説明したうえで治療やケアを実施することになります。すなわち、症状から病名と対策を判断する必要があるわけです。

　たとえば、抗がん剤の副作用として口腔粘膜炎が起こることは知っていても、目の前の患者の症状が、はたして口腔粘膜炎なのかどうかを判断しなければなりません。従来の成書では、「病名から症状と処置方法を理解する」ことに力点が置かれ、このような「症状から病名と対策を判断する」考え方や、方法論について述べられているものは少ないように思われます。

　そこで本書では、「口腔症状から病名と対策を判断する考え方と方法論」として診断フローチャートを用意しました。フローチャートをたどれば、診断と対策がわかるようになっています。より良い看護計画の立案には、口腔症状を正確にアセスメントし、病名を診断した上で対策を考えることが欠かせません。そのためにも、この診断フローチャートを活用して、日々の口腔マネジメントの実践にお役立てください。

1 見える症状：器質的疾患－その可能性がある原因疾患と対策－

　がん患者が訴えることの多い合併症のうち、見える症状には、(1)腫れている、(2)出血している、(3)白くなっている、(4)赤くなっている、(5)水疱がある、(6)潰瘍がある、などがあります。これらは、組織や臓器になんらかの形態的な異常が認められる器質的疾患の症状といえます。

（1）腫れている（図 4-8 参照）

	可能性のある原因疾患	対策
歯肉	歯周病	歯科受診
	歯肉膿瘍	口腔外科受診
	良性腫瘍	口腔外科受診
	悪性腫瘍	口腔外科受診
	可能性のある原因疾患	**対策**
舌	良性腫瘍	口腔外科受診
	悪性腫瘍	口腔外科受診
	可能性のある原因疾患	**対策**
頰部・口底・顎下部	蜂窩織炎	口腔外科受診

表 4-4

（2）出血している（図 4-9 参照）

	可能性のある原因疾患	対策
歯肉	歯周病	歯科受診
	口腔粘膜炎	**P86〜参照**
	播種性血管内凝固（DIC）	口腔外科受診
	可能性のある原因疾患	**対策**
舌・口腔粘膜	口腔粘膜炎	**P86〜参照**
	可能性のある原因疾患	**対策**
口唇	口腔乾燥症	**P107〜参照**
	口角炎	口腔外科受診

表 4-5

＊「可能性のある原因疾患」のうちで、がん患者によくみられ、本書でがん患者の口腔トラブルとして取り上げたものを、赤字で記載しました。

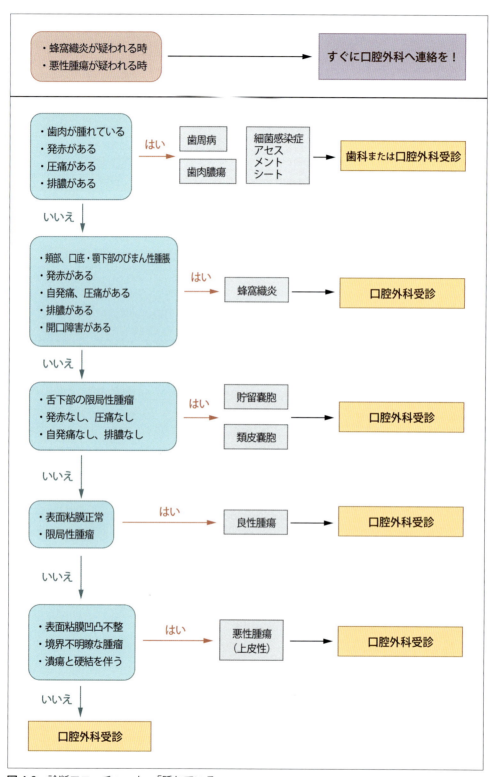

図 4-8　診断フローチャート 「腫れている」

3. フローチャートでラクラク診断

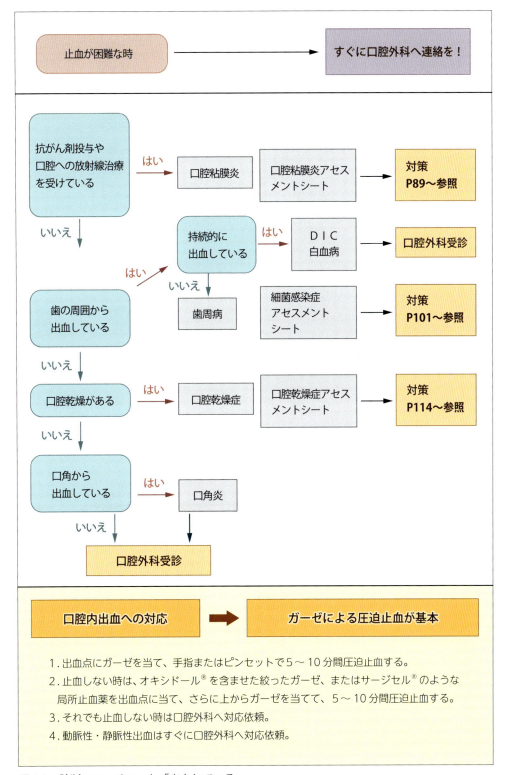

図4-9 診断フローチャート「出血している」

（3）白くなっている（図4-10参照）

	可能性のある原因疾患	対策
舌	舌苔	**P20 参照**
	口腔カンジダ症	**P96～参照**
	白板症	口腔外科受診
	口腔扁平苔癬	口腔外科受診
口腔粘膜	可能性のある原因疾患	対策
	口腔カンジダ症	**P96 参照**
	白板症	口腔外科受診
	口腔扁平苔癬	口腔外科受診
歯肉	可能性のある原因疾患	対策
	口腔カンジダ症	**P96 参照**
	白板症	口腔外科受診
	口腔扁平苔癬	口腔外科受診

表 4-6

（4）赤くなっている（図4-11参照）

	可能性のある原因疾患	対策
舌	舌炎	口腔外科受診
	口腔粘膜炎	**P89～参照**
	口腔カンジダ症	**P96～参照**
	口腔乾燥症	**P114～参照**
歯肉	可能性のある原因疾患	対策
	歯周病	歯科受診
	歯肉膿瘍	歯科受診
	口腔粘膜炎	**P89～参照**
	口腔乾燥症	**P114～参照**
口腔粘膜	可能性のある原因疾患	対策
	口腔粘膜炎	**P89～参照**
	口腔乾燥症	**P114～参照**

表 4-7

3．フローチャートでラクラク診断

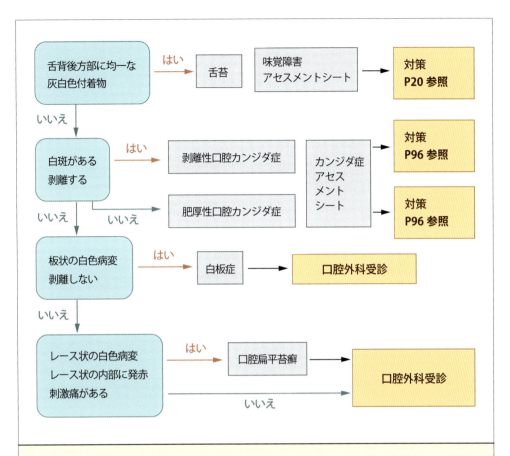

1. がん患者によくみられるのは、舌苔（細菌などの付着物、図Ⓐ）、口腔カンジダ症（真菌の付着により白斑を呈する、図Ⓑ）である。
2. 白板症は、口腔粘膜の重層扁平上皮の角化が亢進し肥厚することにより板状の白色を呈する。10〜15%が扁平上皮がんに移行する前がん病変である（図Ⓒ）。
3. 口腔扁平苔癬は、口腔粘膜の難治性の炎症性病変で、粘膜上皮の角化亢進によりレース状の白色病変を呈するが、内部に炎症性の発赤を伴うことが多い（図Ⓓ）。

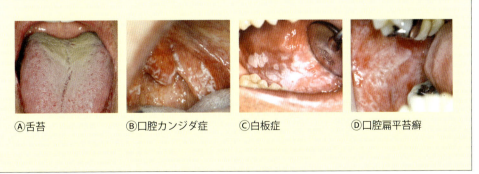

Ⓐ舌苔　　Ⓑ口腔カンジダ症　　Ⓒ白板症　　Ⓓ口腔扁平苔癬

図4-10　診断フローチャート　「白くなっている（白色病変）」

第 4 章 口腔症状から病名を診断する

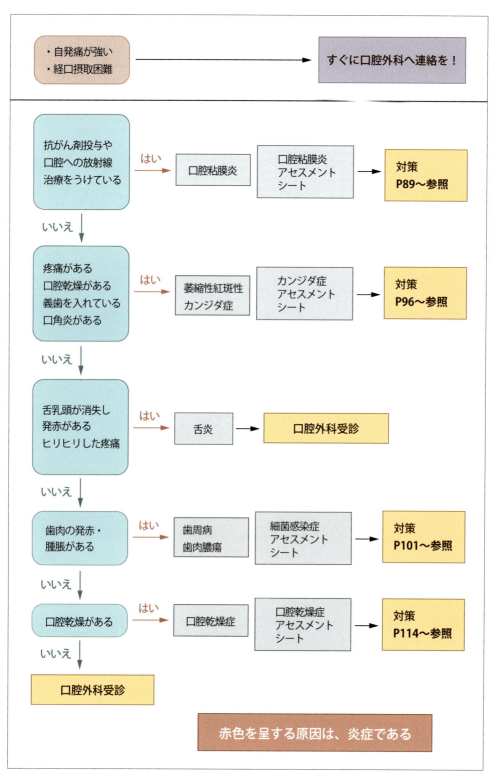

図 4-11　診断フローチャート 「赤くなっている（赤色病変）」

（5）水疱がある（図 4-12 参照）

口腔粘膜	可能性のある原因疾患	対策
	ウイルス感染症	P105〜参照
	天疱瘡	口腔外科受診

表 4-8

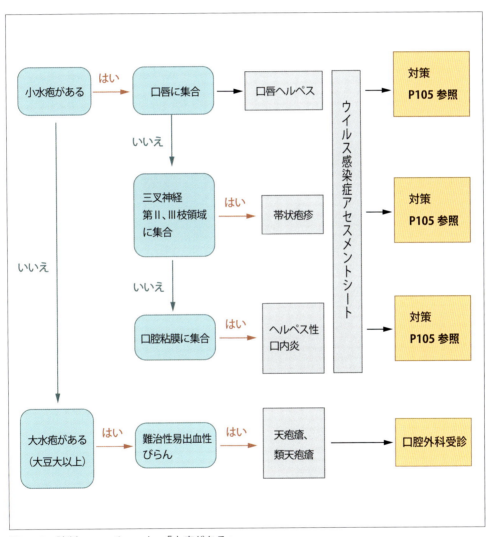

図 4-12　診断フローチャート　「水疱がある」

（6）潰瘍がある（図4-13参照）

	可能性のある原因疾患	対策
口腔粘膜	口腔粘膜炎	P89～参照
	アフタ（慢性再発性アフタ）	口腔外科受診
	ベーチェット病	口腔外科受診
	褥瘡性潰瘍	口腔外科受診
	悪性腫瘍	口腔外科受診

表4-9

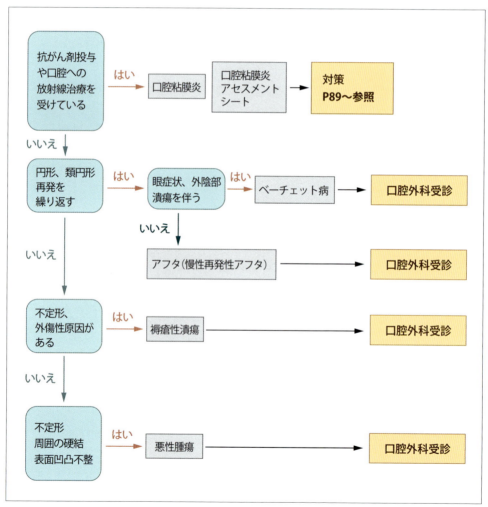

図4-13　診断フローチャート　「潰瘍がある」

3．フローチャートでラクラク診断

2 見えない症状：機能的疾患－その可能性がある原因疾患と対策－

　口腔内にはみえないが、主観的症状としてあらわれるものには、（1）痛みがある、（2）口が乾く、（3）味がわかりにくい、（4）食べにくい、（5）飲み込みにくい、（6）むせる、（7）口が臭い、などの機能的な障害があります。

（1）痛みがある（図4-14、15参照）

	可能性のある原因疾患	対策
舌	口腔粘膜炎	P89～参照
	口腔乾燥症	P114～参照
	口腔カンジダ症	P96～参照
	ウイルス感染症	P105～参照
	舌痛症	口腔外科受診
	アフタ性口内炎	経過観察、ステロイド軟膏
	褥瘡性潰瘍	褥瘡の原因除去
	悪性腫瘍	口腔外科受診

	可能性のある原因疾患	対策
口腔粘膜	口腔粘膜炎	P89～参照
	口腔乾燥症	P114～参照
	口腔カンジダ症	P96～参照
	ウイルス感染症	P105～参照
	アフタ性口内炎	経過観察、ステロイド軟膏
	口腔扁平苔癬	経過観察
	悪性腫瘍	口腔外科受診

	可能性のある原因疾患	対策
歯肉	口腔粘膜炎	P89～参照
	口腔乾燥症	P114～参照
	口腔カンジダ症	P96～参照
	ウイルス感染症	P105～参照
	歯周病	歯科受診
	歯肉膿瘍	歯科受診
	アフタ性口内炎	経過観察、ステロイド軟膏
	口腔扁平苔癬	経過観察
	褥瘡性潰瘍	褥瘡の原因除去
	悪性腫瘍	口腔外科受診

	可能性のある原因疾患	対策
口唇	単純ヘルペス	P105参照

	可能性のある原因疾患	対策
顔面	帯状疱疹	P105参照

	可能性のある原因疾患	対策
歯	う蝕（むし歯）	歯科受診
	歯髄炎	歯科受診
	歯根膜炎	歯科受診

表4-10

第4章 口腔症状から病名を診断する

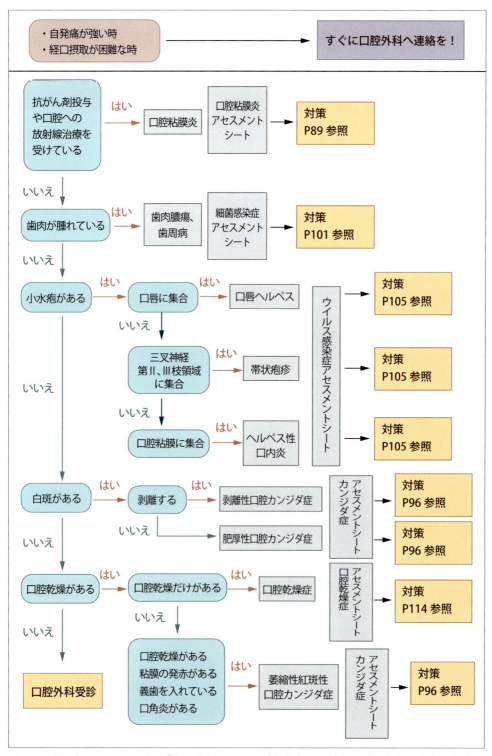

図4-14 診断フローチャート 「痛みがある」1（がん患者の口腔トラブルとして本書に疾患の説明があるもの）

3．フローチャートでラクラク診断

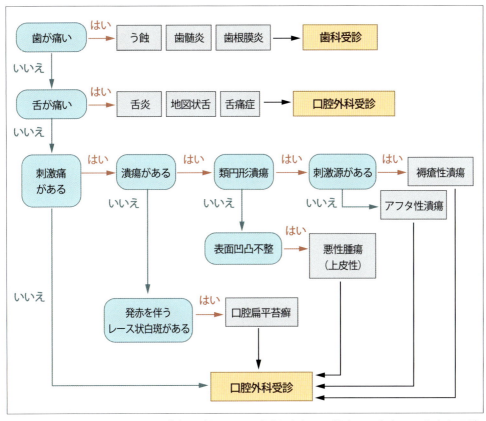

図 4-15　診断フローチャート 「痛みがある」 2（がん患者の口腔内にみられることもあるが、本書では疾患の説明を行っていないもの）

（2）口が乾く

可能性のある原因疾患	対策
口腔乾燥症	P114～参照
糖尿病	内科受診
尿崩症	腎臓内科受診
脱水症	内科受診

表 4-11

（3）味がわかりにくい

可能性のある原因疾患	対策
味覚障害	P127～参照

表 4-12

（4）食べにくい（咀嚼障害）（図4-16参照）

可能性のある原因疾患	対策
う蝕	歯科受診
歯周病	歯科受診
歯肉膿瘍	歯科受診
義歯不適合	歯科受診
口腔乾燥症	**P114～参照**
口腔粘膜炎	**P89～参照**
口腔カンジダ症	**P96～参照**
ウイルス感染症	**P105～参照**
褥瘡性潰瘍	褥瘡の原因除去
舌炎	経過観察
アフタ性潰瘍	経過観察、ステロイド軟膏
悪性腫瘍	口腔外科受診

表4-13

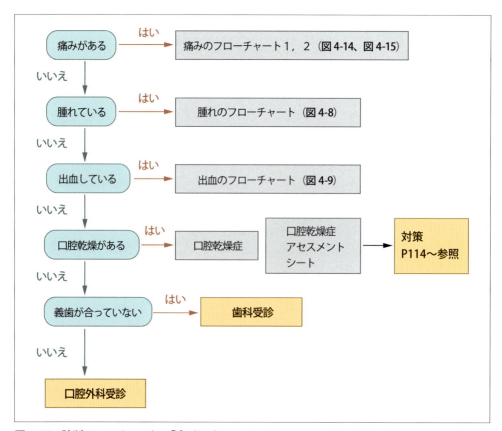

図4-16　診断フローチャート　「食べにくい」

3．フローチャートでラクラク診断

（5）飲み込みにくい

可能性のある原因疾患	対策
摂食・嚥下障害	P140～参照
口腔乾燥症	P114～参照

表 4-14

（6）むせる

可能性のある原因疾患	対策
摂食・嚥下障害	P140～参照

表 4-15

（7）口が臭い

可能性のある原因疾患	対策
口臭	P147～参照

表 4-16

参考文献

1) Eilers J. et al. : Development,testing, and application of the oral assessment guide,Oncology Nursing Forum, 15(3), 327,1988.
2) Andersson P. et al.：Inter-rater reliability of an oral assessment guide for elderly patients residing in a rehabilitation ward. Spec Care Dentist., 22(5), 181-186, 2002.
3) 迫田綾子：口腔ケアに必要なアセスメント項目とその方法、JJN スペシャル　これからの口腔ケア、73、54-62、医学書院、2003.
4) 全国共通がん医科歯科連携講習会テキスト（第一版）、206、国立がん研究センター、2013.
5) 岸本裕充 編者：オーラルマネージメントの実務、84. 日総研出版、2010.

第5章 主な口腔合併症のアセスメントとマネジメント －なぜ起こる？どう対応する？－

1 口腔粘膜炎

<ポイント>
- 抗がん剤による口腔粘膜炎は、従来型の抗がん剤では約40％の患者にみられる。投与開始後2〜10日頃から発生し、治癒までに2〜3週間を要する。
- 口腔粘膜炎を発症しやすい従来型の抗がん剤は、フルオロウラシル（5FU）、メトトレキサート、ドキタキセル、ドキソルビシン、ビンクリスチンなどである。
- 放射線療法による口腔粘膜炎は、口腔領域が照射野に入った場合にみられ、その発生率はほぼ100％で、症状も抗がん剤による口腔粘膜炎よりも広範かつ重篤である。
- 口腔粘膜炎の症状は、口腔粘膜の発赤や軽度の疼痛から始まり、粘膜のびらんや潰瘍をきたすと疼痛は増大し、出血、二次感染などが起こる。その結果、発熱や摂食・咀嚼障害、嚥下障害などの重篤な症状を呈し、経口摂取ができなくなることも多い。
- 口腔粘膜炎が発症した場合、栄養の管理、感染の防止、疼痛のコントロール、の3つの観点から対処する必要がある。
- 口腔粘膜炎の発生を予防することは困難で、発生した口腔粘膜炎が重篤化しないように、早期からきめのこまかい口腔マネジメント（口腔内保清、口腔内保湿、疼痛緩和）を行い、二次感染を防止することが目標になる。

1 病態生理

（1）原因

　口腔粘膜炎の原因は、抗がん剤や放射線から発生する活性酸素による直接的な細胞毒性に加えて、粘膜下組織でのサイトカインによる炎症反応やアポトーシスによる上皮細胞の欠損など、5つの過程からなる複雑な機序であることがわかってきました[1,2]（図5-1）。この中で最も重要な時期は、上皮が欠損する潰瘍期で、潰瘍形成のために強い疼痛を伴うとともに、上皮が欠損するために口腔内細菌、特にグラム陰性菌に感染すると、細菌内毒素が粘膜下組織を直接刺激してマクロファージからサイトカインの放出を促す結果、組織障害をさらに増悪化させて、口腔粘膜炎が一層重篤なものになってしまいます。この重篤

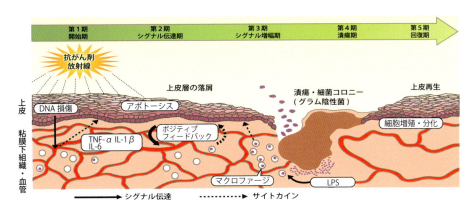

図 5-1 口腔粘膜炎の発生機序 （文献1,2より引用改変）

	細胞障害性薬 （従来型抗がん剤）	分子標的薬
出現頻度	約 40%	20%未満
症状の程度	重篤化しやすい	比較的軽度

表 5-1 抗がん剤による違い （文献3より引用改変）

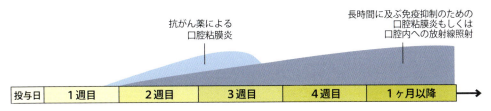

図 5-2 口腔粘膜炎のみられる時期 （文献3より引用改変）

化を防ぐためにも、口腔内清掃を徹底して感染を防ぐことがたいへん重要になります。

　口腔粘膜の細胞は、2週間程度の短いサイクルで再生を繰り返しているため、細胞分裂能の高い細胞に作用する従来型の抗がん剤の影響を受けやすく、**表 5-1** に示すように約 40％の患者にみられ、症状も重篤化しやすいとされています。

　従来型の抗がん剤による口腔粘膜炎は、投与開始後 2〜10 日頃から発生し、治癒までに 2〜3 週間を要します[3]（**図 5-2**）。口腔粘膜炎を発症しやすい従来型の抗がん剤は、5-フルオロウラシル系（5-FU、S-1 など）、メトトレキサート、ドキタキセル、ドキソルビシン、ビンクリスチンなどです（**表 5-2**）。

　一方、分子標的薬では口腔粘膜炎の出現率は 20％未満で、その症状も比較的軽いといわれていますが、mTOR 阻害薬（エベロリムス、テムシロリムス）では高頻度に発症します（**表 5-2**）。そのほか、チロシンキナーゼ阻害薬（スニチニブ）や EGFR 阻害薬（パニツムマブ、セツキシマブ）などでも口腔粘膜炎を起こすことがあり、分子標的薬だから口

分類		一般名	主な商品名
細胞障害性薬	代謝拮抗薬	5-フルオロウラシル系	5-FU、S-1、ゼローダ®、フトラフール®
		メトトレキサート	メソトレキセート®
		シタラビン	キロサイド®、スタラシド®
		ヒドロキシカルバミド	ハイドレア®
	アルキル化薬	シクロフォスファミド	エンドキサン®
		イホスファミド	イホマイド®
		メルファラン	アルケラン®
	プラチナ系薬	シスプラチン	ランダ®、ブリプラチン®
		カルボプラチン	パラプラチン®
	タキサン系薬	ドセタキセル	タキソテール®
		パクリタキセル	タキソール®
	トポイソメラーゼ阻害薬	イリノテカン	カンプト®、トポテシン®
		エトポシド	ベプシド®、ラステット®
	アンスラサイクリン系薬	ドキソルビシン	アドリアシン®
		エピルビシン	ファルモルビシン®
		ダウノルビシン	ダウノマイシン®
		ミトキサントロン	ノバントロン®
	抗菌薬	ブレオマイシン	ブレオ®
		アクチノマイシンD	コスメゲン®
	ビンカアルカロイド系薬	ビンクリスチン	オンコビン®
分子標的薬	mTOR阻害薬	エベロリムス	アフィニトール®
		テムシロリムス	トーリセル®
	HER2阻害薬	トラスツズマブ	ハーセプチン®
	チロシンキナーゼ阻害薬	スニチニブ	スーテント®
	VEGF阻害薬	ベバシズマブ	アバスチン®
	EGFR阻害薬	エルロチニブ	タルセバ®
		セツキシマブ	アービタックス®
		パニツムマブ	ベクティビックス®

表 5-2 口腔粘膜炎を起こしやすい抗がん剤（文献3より引用改変）

※赤字は内服薬として処方されることがある抗がん剤。□は高〜中頻度で口腔粘膜炎を起こしやすい。

腔粘膜炎は起こらないとはいえず、注意が必要です。

　放射線療法による口腔粘膜炎は、口腔領域が照射野に入った場合にみられ、その発生率はほぼ100%です。発症部位は、放射線が照射された部位の口腔粘膜すべてに可能性があり、症状も抗がん剤による口腔粘膜炎よりも広範かつ重篤です。

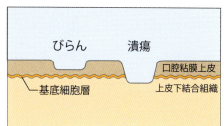

図 5-3　口腔粘膜の潰瘍

　なお、抗がん剤投与や放射線治療による副作用としての口腔粘膜の炎症を口腔粘膜炎（oral mucositis）と言い、口腔粘膜や歯周組織を含む口腔の一般的炎症性病変を指す口内炎（stomatitis）とは区別しています。

（2）症状

　口腔粘膜炎の好発部位は、口腔粘膜の可動部に多くみられ、口唇の粘膜面、頬粘膜、舌（舌縁など）、軟口蓋などです。

　口腔粘膜炎の症状は、口腔粘膜の発赤や軽度の疼痛（刺激痛など）から始まり、粘膜のびらん（基底細胞層にまで及んでいない上皮の部分欠損）や潰瘍（上皮、固有層の脱落による限局性欠損）（**図 5-3**）をきたすようになると、疼痛の増大（接触痛、鈍痛、自発痛など）や出血、二次感染などが起こり、発熱や摂食・咀嚼障害、嚥下障害などの重篤な症状を呈し、経口摂取ができなくなることも多くみられます。

　口腔粘膜炎の進行度を評価する方法として、**表 5-3** に示すようなグレード分類[4] があります。臨床的にはわかりやすいものですが、一度だけの評価ではなく、症状の変化に伴って再評価を行い、炎症の状態の変化を把握することが重要です。

2　アセスメント

（1）グレード分類（WHO, NCI-CTCAE）（表 5-3）

（2）口腔粘膜炎アセスメントシート（表 5-5）

3　マネジメント

　口腔粘膜炎が発症した場合、栄養の管理、感染の防止、疼痛のコントロール、の3つの観点から対処する必要があります（**表 5-4**）。

評価法＼グレード	0	1	2	3	4	5
WHO	症状なし	・疼痛 ± 粘膜紅斑	・粘膜紅斑 ・潰瘍 ・固形食摂取可	・広範な粘膜紅斑 ・潰瘍 ・流動食のみ	・経口摂取不可	―
NCI-CTCAE (ver. 4.0)	―	・症状なし、または軽度の症状 ・治療不要	・中等度の疼痛 ・経口摂取に支障なし ・食事の変更を要する	・高度の疼痛 ・経口摂取に支障あり	・生命を脅かす ・緊急措置を要する	死亡

表 5-3　口腔粘膜炎のグレード評価（文献4より引用改変）

KEY① 栄養の管理　　**KEY②** 感染の防止　　**KEY③** 疼痛のコントロール　　**KEY④** 予防は困難で重篤化を防ぐ

表 5-4　口腔粘膜炎のマネジメント

（1）栄養の管理　＜ケア＞

　口腔粘膜炎による経口摂取の障害がみられる場合、低栄養にならないように注意することが最も重要です。すなわち、十分なカロリー摂取と栄養バランスをとること、食事の内容や調理方法の工夫を行い、刺激の少ない食べやすい食事を提供すること、さらに脱水を防ぐために十分な水分摂取（1日量として1～1.5ℓ）をとること、口腔粘膜炎が重篤で経口摂取ができない場合は、経口にこだわらず輸液や人工的な栄養補給も考慮するなど柔軟に対応することが大切です。

　また患者へは、経口摂取障害は一時的なものであること、症状が改善すれば再び食べられるようになること、食べられない時は無理をせずに輸液や人工的な栄養補給を行えば十分栄養は補えることなどを丁寧に説明し、患者を精神的にもサポートすることが大切です。

　また、この時期の食事の工夫については、数々のレシピ集が、書籍[5]、パンフレット[6]、ホームページ[7]、などを通じて公開されているので、これらの情報を参考にし、患者個人にあった食事を提供することが大切です。

（2）感染の防止　＜ケア＞

　口腔粘膜炎の重篤化を防ぐために、口腔内細菌の二次感染を防止することが最も重要です。そのためには、口腔内の清潔を保つこと（保清）、口腔乾燥症がみられる場合は、口腔内の保湿を行って口腔乾燥を緩和する必要があります。口腔内の保清にあたっては、患者のセルフケアが基本になるため、がん治療開始前に歯科を受診し、正しいブラッシングの方法を習得しておくことが望まれます（周術期等口腔機能管理）。

1．口腔粘膜炎

患者ID		氏名					No.	
			月	日	月	日	月	日
	記入者							
自覚症状	しみる		□あり	□なし	□あり	□なし	□あり	□なし
	触ると痛い		□あり	□なし	□あり	□なし	□あり	□なし
	出血する		□あり	□なし	□あり	□なし	□あり	□なし
	痛くて食事できない		□あり	□なし	□あり	□なし	□あり	□なし
	その他（　　　　）		□あり	□なし	□あり	□なし	□あり	□なし
	WHO または CTCAE グレード							
食事	種類、摂取量							
他覚症状	発赤		□あり	□なし	□あり	□なし	□あり	□なし
	びらん		□あり	□なし	□あり	□なし	□あり	□なし
	潰瘍		□あり	□なし	□あり	□なし	□あり	□なし
	出血		□あり	□なし	□あり	□なし	□あり	□なし
	その他（　　　　）		□あり	□なし	□あり	□なし	□あり	□なし
二次感染予防（口腔衛生）	清掃状態		□良	□不良	□良	□不良	□良	□不良
	義歯の清掃		□良	□不良	□良	□不良	□良	□不良
	食物残渣		□あり	□なし	□あり	□なし	□あり	□なし
	プラーク		□あり	□なし	□あり	□なし	□あり	□なし
	歯石沈着		□あり	□なし	□あり	□なし	□あり	□なし
	舌苔		□あり	□なし	□あり	□なし	□あり	□なし
	口腔乾燥		□あり	□なし	□あり	□なし	□あり	□なし
	歯肉膿瘍		□あり	□なし	□あり	□なし	□あり	□なし
	その他（　　　　）		□あり	□なし	□あり	□なし	□あり	□なし
疼痛	接触痛		□あり	□なし	□あり	□なし	□あり	□なし
	刺激痛		□あり	□なし	□あり	□なし	□あり	□なし
	自発痛		□あり	□なし	□あり	□なし	□あり	□なし
	その他（　　　　）		□あり	□なし	□あり	□なし	□あり	□なし
ケア	うがい（含嗽剤　　　）		□あり	□なし	□あり	□なし	□あり	□なし
	粘膜ケア		□あり	□なし	□あり	□なし	□あり	□なし
	ブラッシング		□あり	□なし	□あり	□なし	□あり	□なし
	疼痛へのケア		□あり	□なし	□あり	□なし	□あり	□なし
治療	疼痛への治療（　　　　）		□あり	□なし	□あり	□なし	□あり	□なし

表 5-5　口腔粘膜炎アセスメントシート

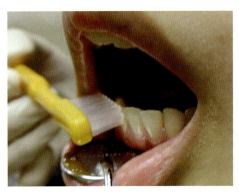
図 5-4 口腔粘膜炎ができた場合は、軟かめの歯ブラシで歯肉付着部を刺激しないようブラッシングする。

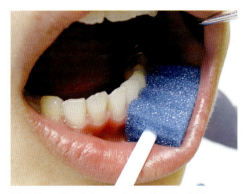
図 5-5 スポンジブラシによる口腔粘膜の清拭。

　口腔粘膜炎ができてしまった場合の歯みがきは、軟らかめの歯ブラシで歯頸部の歯肉付着部を強く刺激しないようにします（**図 5-4**）。口腔粘膜や舌の清拭方法は、スポンジブラシなどを水や含嗽剤で濡らして、そっと拭きとるようにします（**図 5-5**）。
　うがいは、アズノール製剤やポピドンヨードの含嗽剤で最低限、毎食後と就寝前に行うようにします。可能ならば、うがいの回数は多いほうが効果的ですが、患者の状況によってはあまりうがいができないこともあるため、現実には患者の状態に応じてできるだけ多く行うようにします。なお含嗽剤としては、抗炎症作用があり刺激性も少ないアズノール製剤が多く使用されています。ポピドンヨードは殺菌力は強いものの、口腔粘膜炎による潰瘍がある場合は、しみることがあるため注意が必要です。
　口腔粘膜炎の重篤化を防ぐためには、がん治療開始前に歯科において、歯石除去などの専門的口腔清掃と可及的なう蝕治療や歯周病治療を行って、口腔内の感染源と成り得るものをできるだけ取り除いておくこと（周術期等口腔機能管理）が非常に重要です。また、セルフケアが困難な場合や口腔粘膜炎が重症化した場合などには、歯科医療職や看護職が積極的に介入し、口腔粘膜炎のさらなる重篤化を防ぐ必要があります。

（3）疼痛のコントロール　＜治療、ケア＞

　疼痛は口腔粘膜炎の状態により、軽度の刺激痛や接触痛から重度の自発痛までさまざまですが、疼痛の程度によって対応方法を考える必要があります。軽度の疼痛に対しては、丸いアイスボールや冷水による冷却法が効果的です（**図 5-6**）。それ以上の疼痛に対しては、局所麻酔薬（4％キシロカイン水）による含嗽やキシロカインビスカスの使用（**図 5-6**）、さらに状況によって非ステロイド系消炎鎮痛剤（NSAIDs）を用いる場合もあります（**図 5-6**）。
　なお、平成 30 年 4 月の診療報酬改定において、口腔粘膜保護材（エピシル®）が歯科に保険収載されました。これは、口腔内の水分を吸収してゲル状の保護膜を形成し、口腔粘膜炎の疼痛を緩和するものですが、使用にあたっては歯科医師または歯科衛生士が処置

1. 口腔粘膜炎

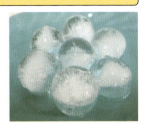
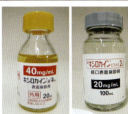
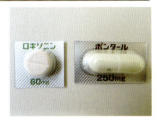
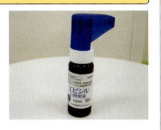

図 5-6　疼痛のコントロール法

を行う必要があるなど、いくつかの使用条件が定められています。

　疼痛のために食事ができない場合は、局所麻酔薬は食事の直前、NSAIDs は食事の30分〜1時間前に服用し、疼痛が緩和されてから食事を行うようにします。また NSAIDs が効かないような重度の疼痛に対しては、オピオイドを用いることも考慮すべきですが、この場合は主治医と十分協議の上、薬剤と使用量を決める必要があります。

(4) 予防　＜ケア＞

　口腔粘膜炎の発症そのものを予防する方法は、未だ確立されていません。現在のところ、可及的な予防方法としては表 5-6 のように、治療による要因を減らす一次的予防と、患者側の要因を減らす二次的予防が考えられています。

　一次的予防としては、粘膜上皮細胞内の活性酸素の発生を防ぐとされるアロプリノール含嗽や、カモスタットメシル酸塩含嗽が有効であるという文献があります[8]。また、5-FU の瞬時静脈内投与の5分前から30分間、氷片で口腔内を冷却して局所的に血流を低下させることにより、口腔粘膜炎の出現頻度を50％減らすことができるという報告もあります[9]（クライオセラピー）、これらの方法は未だ確立されたものではなく、今後さらなる検討を要すると思われます。

一次的予防	二次的予防
治療による要因を減らす	患者側の要因を減らす
●活性酸素の発生予防 ・アロプリノール含嗽 　アロプリノール 500mg、カルボキシメチルセルロースナトリウム 5g、水で全量 500ml ・カモスタットメシル酸塩含嗽 　カモスタットメシル酸塩 1,000mg、カルボキシメチルセルロースナトリウム 5g、水で全量 500ml ●クライオテラピー 　5-FU の瞬時静脈内投与 5 分前から 30 分間氷片で口腔内を冷却して局所的に血流を低下させ、5-FU との接触を減らすことにより予防する	●細胞内毒素の発生予防 ・口腔清掃 ・抗菌薬の使用 ●二次感染予防としての保清と保湿 ●治療開始前の歯科受診 ●継続的な口腔管理（治療＋ケア）

表 5-6　口腔粘膜炎の予防

　二次的予防は、口腔内の細菌からの細胞内毒素の発生を予防して、口腔粘膜炎の重篤化を防ぐことを指します。そのためには、口腔清掃を徹底して口腔内の細菌数を減らし、感染予防としての口腔内の保清と保湿を行うことが重要になります。

　このように、口腔粘膜炎の発生を予防することは困難であることから、発生した口腔粘膜炎の症状の悪化を防ぐことに力点が置かれることになります。すなわち、早期からきめのこまかい口腔マネジメント（口腔内保清、口腔内保湿、疼痛緩和）を行って二次感染を防止することが、口腔粘膜炎の重篤化を予防する方法であると言えます。

参考文献
1）Sonis ST:Mucositis as a biological process:a new hypothesis for the development of chemotherapy-induced stomatotoxicity,Oral Oncol 34(1),39-43,1998.
2）百合草健圭志 , 栗原絹枝 , 大田洋二郎 , 草深公秀：がん患者の口腔トラブルと発生機序、看護技術、52(14)、11-14、2006.
3）田原信 , 鈴木直也 , 横田智弘：フローチャートでわかるがん化学療法の副作用、140-156、南山堂、東京、2015.
4）化学療法と頭頸部放射線療法の口腔合併症（PDQ®):http://cancerinfo.tri-kobe.org/pdq/summary/japanese-s.jsp?pdq_ID=CDR0000062870
5）大江祐一郎 , 落合由美 , 松丸礼：がん患者さんのための国がん東病院レシピ、法研、東京、2013.
6）公益財団法人がん研究振興財団：がん治療前の食事のヒント、2013.
7）静岡県立静岡がんセンターホームページ：http://survivorship.jp/
8）古瀬純司（編者）：消化器がん化学療法看護完全マスター Book、109-111、メディカ出版、大阪、2010.
9）Mahood DJ. Dose AM. Loprinzi CL. Veeder MH. Athmann LM, Therneau TM,Sorensen JM, Gainey DK, Mailliard JA, Gusa NL:Inhibition of fluorouracil-induced stomatitis by oral cryotherapy. J Clin Oncol,9(3),449-452,1991.

第5章 主な口腔合併症のアセスメントとマネジメント －なぜ起こる？どう対応する？－

2 口腔カンジダ症

> **＜ポイント＞**
> - カンジダ菌の口腔粘膜への感染によって起こる日和見感染症である。
> - 舌、頬粘膜、口蓋が好発部位で、白斑や紅斑をつくり、灼熱感や刺激痛、接触痛を伴い、咀嚼障害や嚥下障害の一因となる。
> - 白斑をつくる偽膜性カンジダ症、肥厚性カンジダ症と、紅斑をつくる紅斑性（萎縮性）カンジダ症に分類され、偽膜性カンジダ症が最も多く見られる。
> - 治療としては抗真菌薬の投与、ケアとしては義歯を含めた口腔内の清潔と保湿が重要である。

1 病態生理

（1）原因

真菌（カビ）の一種であるカンジダ菌（*Candida albicans* 等）の口腔粘膜への感染症で、宿主の抵抗力が低下すると感染する日和見感染症としてとらえられています。カンジダ菌は口腔内では常在菌として存在していますが、がんやAIDSなどによって免疫力が低下している患者や、高齢者など抵抗力の弱い患者などでは、唾液分泌量の低下などにより増殖し、口腔カンジダ症を発症します。

（2）症状

舌、頬粘膜、口蓋が好発部位で、白斑や紅斑をつくり、灼熱感や刺激痛、接触痛などを伴うため、患者の食に関するQOLを大きく下げる一因となります。また、口腔乾燥症を併発している例もよくみられます。

臨床的には、白い白斑をつくる偽膜性口腔カンジダ症（**図5-7**）と肥厚性口腔カンジダ症（**図5-8**）、赤い紅斑をつくる紅斑性（萎縮性）口腔カンジダ症（**図5-9**）に分類され、偽膜性口腔カンジダ症が最も多く見られます。白斑を呈するものでは、軽くこすると偽膜状に剝離する偽膜性口腔カンジダ症と、白斑が肥厚し、こすっても剝離しない肥厚性口腔カンジダ症に分類されます。

また、舌の糸状乳頭先端に菌が増殖伸長すると毛舌状態をきたし、飲食物や薬剤、タバコなどの色素で黒く着色して黒毛舌となることがあります。

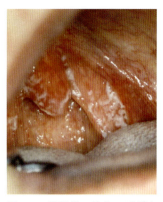
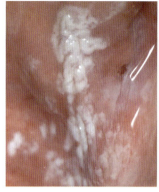
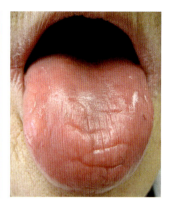

図 5-7　偽膜性口腔カンジダ症　　図 5-8　肥厚性口腔カンジダ症　　図 5-9　紅斑性（萎縮性）口腔カンジダ症

　紅斑性（萎縮性）口腔カンジダ症は、口腔粘膜の発赤（紅斑）や萎縮、疼痛（灼熱感）や両側の口角炎を伴う事が多く、義歯の当たっている粘膜にみられる場合は義歯性カンジダ症とも呼ばれます。カンジダ菌は義歯に付着しやすいことから、義歯の清掃不良によって義歯性カンジダ症が生じます。この場合、義歯の圧迫による粘膜の炎症と判断されることもありますが、本態はカンジダ症のため、義歯の清掃や口腔衛生状態の改善だけでは消失しないこともあるので注意が必要です。

2 アセスメント

（1）口腔カンジダ症アセスメントシート（表 5-7）

3 マネジメント

（1）抗真菌薬の投与　＜治療＞

　抗真菌薬は局所的投与と全身的投与のものがあり、局所的投与のものとしては、全身的には吸収されずに口腔粘膜の菌体に直接作用する、アムホテリシンB（ファンギゾン®シロップ）やミコナゾールゲル（フロリード®ゲル）があります。全身的投与のものは、消化管から吸収されて全身に作用しますが、剤型が内用液タイプのものは口腔粘膜の菌体への直接作用も有しており、これにはイトラコナゾール（イトリゾール®）があります（**表 5-9**）。

2．口腔カンジダ症

患者ID		氏名				No.	
			月	日	月	日	月	日
	記入者							
自覚症状	口が乾いている	□あり	□なし	□あり	□なし	□あり	□なし
	触ると痛い	□あり	□なし	□あり	□なし	□あり	□なし
	味がわかりにくい	□あり	□なし	□あり	□なし	□あり	□なし
	口角が痛い	□あり	□なし	□あり	□なし	□あり	□なし
	その他（　　　）	□あり	□なし	□あり	□なし	□あり	□なし
食事	種類、摂取量						
他覚症状	白斑	□あり	□なし	□あり	□なし	□あり	□なし
	紅斑	□あり	□なし	□あり	□なし	□あり	□なし
	口腔乾燥	□あり	□なし	□あり	□なし	□あり	□なし
	接触痛	□あり	□なし	□あり	□なし	□あり	□なし
	刺激痛	□あり	□なし	□あり	□なし	□あり	□なし
	口角炎	□あり	□なし	□あり	□なし	□あり	□なし
	味覚障害（　　　）	□あり	□なし	□あり	□なし	□あり	□なし
	清掃状態	□良好	□不良	□良好	□不良	□良好	□不良
	その他（　　　）	□あり	□なし	□あり	□なし	□あり	□なし
	（口腔内所見図）						
検査	カンジダ菌同定（必ずしも必要ではない）						
ケア	含嗽剤（　　　）	□あり	□なし	□あり	□なし	□あり	□なし
	保湿剤（　　　）	□あり	□なし	□あり	□なし	□あり	□なし
	粘膜ケア（スポンジ）	□あり	□なし	□あり	□なし	□あり	□なし
	口腔清掃（歯ブラシ）	□あり	□なし	□あり	□なし	□あり	□なし
	義歯清掃	□あり	□なし	□あり	□なし	□あり	□なし
	疼痛へのケア	□あり	□なし	□あり	□なし	□あり	□なし
治療	抗真菌剤（　　　）	□あり	□なし	□あり	□なし	□あり	□なし

表 5-7　口腔カンジダ症アセスメントシート

KEY①	KEY②
抗真菌薬の投与	口腔衛生

表 5-8　口腔カンジダ症のマネジメント

アムホテリシンB （ファンギゾン®シロップ） ミコナゾールゲル （フロリード®ゲル）	イトラコナゾール （イトリゾール®） カプセル、内用液、注射用
●特徴 口腔粘膜の菌体に直接作用し、全身に吸収されない非吸収性 ●使用方法 使用方法が難しい場合がある ・使用量が大量 ・頻度が頻回 ・的確に菌体に塗布できないことがある	●特徴 消化管から吸収され、全身に作用する吸収性であるが、内用液タイプでは口腔粘膜の菌体への直接作用も有している ●使用方法 使用方法は容易である ・内容液：1日1回、20ml を飲む ●副作用 軟便、下痢、悪心

表 5-9　抗真菌薬の種類と特徴、使用法

　ただ、口腔カンジダ症に対して保険適応があるのはミコナゾールゲルとイトラコナゾールのみで、臨床上よく使用されているアムホテリシンBの内服薬の適応は「消化管におけるカンジダ異常増殖」であり、口腔カンジダ症に対して保険適応があるとは書かれてないので注意が必要です。

　臨床的には、アムホテリシンB・1ml を口にできるだけ長く含んでゆきわたらせてから飲み込むか、アムホテリシンBを数倍に水で希釈したものを1日数回、できるだけ長く口に含みながら含嗽し、7日で効果判定します。

　ミコナゾールゲルは1日10〜20g を4回にわけて口腔内（口角炎がある場合は口角にも）と義歯につけて、できるだけ長く口腔内に保ち、その後飲み込みます。服用後1時間は、うがいや飲食をしないように指導します。服用期間は7日とし、効果がない場合は全身

的投与の薬剤への切り替えも考慮します。

　イトラコナゾールは、口腔粘膜の菌体への直接作用も有する内用液タイプのものが多く用いられ、1日1回20mlを空腹時に経口投与します。その際、口に数秒含んで口腔内に薬剤をゆきわたらせてから飲み込むようにすると、菌体への直接効果も期待できます。7日で効果判定し、必要なら7日間追加投与します。

（2）ケア方法　＜ケア＞

　治療とケアの両面からの対応が必要で、治療としては抗真菌薬の投与、ケアとしては義歯を含めた口腔内の保清と保湿が大切です。疼痛が著しい場合は、NSAIDs投与も考慮します。

　口腔カンジダ症に対しては、的確に診断して抗真菌薬を投与することが最も重要で、診断さえ正しく行われれば対応に苦慮することはあまりありません。

　しかし、紅斑性口腔カンジダ症はその診断が難しいこともあって、ステロイド軟膏や含嗽剤のみが処方されていたり、義歯調整や清拭などのケアのみが漫然となされていることも多く、結果的に患者のQOLを低下させている例もみられるので注意が必要です。

第5章 主な口腔合併症のアセスメントとマネジメント —なぜ起こる？どう対応する？—

3 細菌感染症

<ポイント>
- 口腔清掃不良による口腔細菌数の増加が主因。
- 歯（歯頸部や隣接面）のプラークや舌苔、義歯などが口腔細菌の温床。
- がん患者の口腔細菌感染症としては歯周病の急性発作や歯肉膿瘍が多い。
- 治療としては抗菌剤の経口投与や静脈投与、全身状態によって可能ならば切開・排膿。
- ケアとしてはブラッシング、粘膜の清拭、義歯の清掃などの口腔清掃を行う。

1 病態生理

　がん患者における口腔内の細菌感染症の原因は、口腔清掃不良による口腔細菌数の増加が主で、がん治療などの副作用としての骨髄抑制や免疫能低下も原因となることがあります。なかでも、歯（歯頸部や隣接面）のプラーク、舌苔が口腔細菌の温床となっているほか、義歯の清掃不良も見逃せません。

　口腔の細菌感染症は、嫌気性菌と好気性菌の複数菌感染症で、嫌気性菌の割合が高く、約2：1の頻度で検出されます。近年、*Prevotella* 属のβ-ラクタマーゼ産生菌種が増加傾向で、歯科の第一選択薬として頻用されるセフェム、ペニシリン薬の抗菌活性が劣化していると言われており[1]、口腔感染症検出菌に抗菌力が強いシタフロキサシンなどの新たな薬剤が登場しています。

　がん患者における口腔の細菌感染症としては、歯周病の急性発作や歯肉膿瘍が多くみられます。また、白血病などの造血器腫瘍に対する抗がん剤治療などによって強い骨髄抑制をきたしている場合（好中球数 1000/ml 以下）は、口腔細菌の感染による敗血症などの重篤な感染症を併発することがあるので注意が必要です。

3. 細菌感染症

KEY①	KEY②	KEY③	KEY④
抗菌剤の投与	切開か、穿刺による排膿	含嗽	口腔清掃

表 5-10　細菌感染症のマネジメント

2 アセスメント

(1) 細菌感染症アセスメントシート（表 5-11）

3 マネジメント

(1) 抗菌剤投与　＜治療＞

　抗菌剤は、抗菌活性が低下しているとはいえセフェム、ペニシリン薬が第一選択で、効果が得られない場合は新薬の投与を考慮します。すなわち、シタフロキサシン（グレースビット®）、レボフロキサシン（クラビット®）、アジスロマイシン（ジスロマック®）などの薬剤が使用されます。

(2) 切開・排膿　＜治療＞

　全身状態によって可能ならば、切開や 18G などの太いゲージの針による穿刺で排膿させます。ポピドンヨードによる含嗽も、誤嚥の危険性がなければ行います。

(3) 口腔清掃　＜ケア＞

　口腔の細菌感染症は、ほとんどが口腔内の清掃不良が原因なので、ケアとしてのブラッシング、粘膜の清拭、義歯の清掃などの口腔清掃も欠かせません。
　敗血症や誤嚥性肺炎などの重篤な全身的合併症が疑われる場合は、歯科医療職による徹底した専門的な口腔清掃が望まれます。

参考文献
1）金子昭寛：口腔感染症に対する抗菌薬療法．—新しい抗菌薬を中心に—、第 32 回（公社）日本口腔外科学会教育研修会資料、22-26、2008.

患者ID		氏名				No.	
		月	日	月	日	月	日
実施者							
自覚症状	何もしなくても痛い 触ると痛い 痛くて食事できない 出血する その他（　　　　）	□あり □あり □あり □あり □あり	□なし □なし □なし □なし □なし	□あり □あり □あり □あり □あり	□なし □なし □なし □なし □なし	□あり □あり □あり □あり □あり	□なし □なし □なし □なし □なし
食事	種類、摂取量						
他覚症状	発赤 腫脹 排膿 その他（　　　　）	□あり □あり □あり □あり	□なし □なし □なし □なし	□あり □あり □あり □あり	□なし □なし □なし □なし	□あり □あり □あり □あり	□なし □なし □なし □なし
疼痛	圧痛 自発痛	□あり □あり	□なし □なし	□あり □あり	□なし □なし	□あり □あり	□なし □なし
二次感染予防（口腔衛生）	清掃状態 義歯の清掃 食物残渣 プラーク 歯石沈着 舌苔 その他（　　　　）	□良 □良 □あり □あり □あり □あり	□不良 □不良 □なし □なし □なし □なし	□良 □良 □あり □あり □あり □あり	□不良 □不良 □なし □なし □なし □なし	□良 □良 □あり □あり □あり □あり	□不良 □不良 □なし □なし □なし □なし
ケア	うがい（含嗽剤：　　） 粘膜ケア 口腔清掃 疼痛へのケア	□あり □あり □あり □あり	□なし □なし □なし □なし	□あり □あり □あり □あり	□なし □なし □なし □なし	□あり □あり □あり □あり	□なし □なし □なし □なし
治療	抗菌剤 （　　　　） 切開	□あり □あり	□なし □なし	□あり □あり	□なし □なし	□あり □あり	□なし □なし

表 5-11　細菌感染症アセスメントシート

第5章 主な口腔合併症のアセスメントとマネジメント −なぜ起こる？どう対応する？−

4 ウイルス感染症

> **＜ポイント＞**
> - 口腔内に症状がみられるウイルス感染症は、ヘルペスウイルス感染症が多い。
> - ヒトヘルペスウイルスは主なものに8種あるが、がん患者の口腔内において問題になるのは単純ヘルペスウイルス1型と水痘・帯状疱疹ウイルスである。
> - ヘルペスウイルスは、初感染後神経節の神経細胞に持続感染して潜伏し、宿主の免疫能の低下に伴って回帰発症する。
> - 単純ヘルペスの小水疱は破れやすく、びらんや潰瘍を形成し、出血、接触痛、刺激痛を伴う。
> - 帯状疱疹は三叉神経第2, 3枝の走行に沿って小水疱が出現するが、すぐに破れてびらんや潰瘍を形成し、激しい疼痛を伴う。
> - 治療としては、アシクロビルやAra-A投与を行うが、疼痛に対する投薬が必要になることも多い。

1 病態生理

（1）定義と分類

ウイルスが体内に侵入して増殖し、宿主に症状が発現するようになった状態をウイルス感染症といいます。ただ、ウイルスが感染しても発病するかどうかは、生体の抵抗力とのバランスで決まりますが、がん患者のように体力や免疫能が低下している状態は、ウイルス感染症が発症しやすい環境であるといえます。

口腔粘膜から感染したり、口腔内に症状がみられるウイルス感染症にはさまざまなものがありますが、がん患者の口腔内にみられるものはヘルペスウイルスの感染によるものが多いため、本書ではヘルペスウイルス感染症のみを取り上げることとします。

ヘルペスウイルスは、herpes（疱疹）すなわち小水疱をつくるもので、最外側にエンベロープをもつ直径150〜200nmの球形のDNAウイルスです。ヒトヘルペスウイルス（human herpesvirus:HHV）は主なものに8種（HHV1~8）ありますが、がん患者の口腔内において問題になるのは単純ヘルペスウイルス1型（human herpes simplex virus 1：HSV-1）(HHV-1) と水痘・帯状疱疹ウイルス（varicella-zoster virus：VZV）(HHV-3) です[1]。

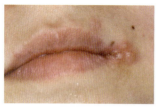 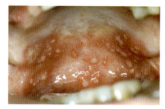 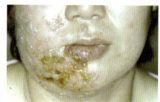

図5-10　単純ヘルペス　　図5-11　ヘルペス性口内炎　　図5-12　帯状疱疹

ヘルペスウイルスは初感染後、知覚神経の末端より軸索にそって上行性に移動し、神経節の神経細胞に持続感染して潜伏し、宿主の免疫能の低下に伴って回帰発症するという特徴を有しています。ヒトのヘルペスウイルスは粘膜面から感染し小水疱を形成しますが、水疱は破れやすく、びらんや潰瘍となることが多いので鑑別診断に注意が必要です。

（2）単純ヘルペスウイルス（human herpes simplex virus : HSV）

　単純ヘルペス（単純疱疹）ウイルスは、抗原特異性によって1型（HSV-1）と2型（HSV-2）に分けられ、1型は主として三叉神経節に潜伏し口腔や眼の粘膜に感染症を、2型は主として仙骨部脊髄神経節に潜伏し、性器の感染症を発症しますが、近年はこの棲み分けがはっきりしなくなってきています[1]。

　口唇ヘルペスは、口腔領域で最も多いウイルス感染症です。かぜやストレスなどが原因で発症し、口唇の皮膚・粘膜移行部に小水疱（直径1～3mm程度）が群がって生じます（**図5-10**）。掻痒感や疼痛などがみられますが、水疱はまもなく破れてびらんとなり、痂皮に覆われて7～10日程度で治癒します。

　ヘルペス性口内炎では、口腔粘膜や歯肉に多数の小水疱が形成されますが、小水疱はすぐに破れて潰瘍となり（**図5-11**）、強い接触痛のため経口摂取が困難となる場合があります。また、免疫能が低下した患者や高齢者では、まれに致命的なヘルペス脳炎を発症することがあります。

（3）水痘・帯状疱疹ウイルス（varicella-zoster virus : VZV）

　小児期にこのウイルスに感染すると水痘になり、多くはそのまま持続感染して知覚神経節に潜伏し、成人となって免疫能低下をきたした場合に、知覚神経節内で増殖すると帯状疱疹を発症します[1]。口腔領域では、三叉神経の第2枝や第3枝の走行に沿って、顔面皮膚や口腔粘膜に帯状の疱疹がみられます（**図5-12**）。皮膚では、紅斑から小水疱、出血性の小膿疱と変化し、びらんや潰瘍を形成し、2～3週間で瘢痕治癒します。口腔粘膜の小水疱はすぐに破れてアフタ性口内炎の症状を呈します。三叉神経痛様の激しい疼痛を伴うことが多く、顔面神経麻痺がみられることもあります。

2 アセスメント

(1) ウイルス感染症アセスメントシート（表5-12）

3 マネジメント

(1) 抗ウイルス薬の投与　＜治療＞

　単純ヘルペスウイルスおよび水痘・帯状疱疹ウイルスによる感染症に対しては、ウイルスのDNA合成を阻害するアシクロビル（ゾビラックス®）やAra-A（アラセナ-A®）、アメナメビル（アメナリーフ®）などの抗ウイルス薬の投与（軟膏塗布、経口投与、点滴静注）が、まず行われます。

(2) 疼痛や顔面神経麻痺に対する投薬　＜治療＞

　ヘルペス性口内炎や帯状疱疹の小水疱は、すぐに破れて潰瘍を伴うアフタ性口内炎となりやすく、強い接触痛や自発痛をみることがあります。これに対しては、NSAIDsの経口投与を行いますが、帯状疱疹の三叉神経痛様の疼痛においてはNSAIDsの投与に加えてカルバマゼピン（テグレトール®）の投与、星状神経節ブロックなどが行われます。顔面神経麻痺がみられる場合は、ステロイド薬、ビタミンB_{12}、循環改善薬などが用いられます。

　また、口内炎の混合感染を防ぐためにポピドンヨードなどによる含嗽を行いますが、アフタ性潰瘍がある場合はポピドンヨードがしみることがあります。この場合は、刺激が少なく抗炎症作用のあるアズレンスルホン酸ナトリウム水和物（アズノール®など）による含嗽を行うようにします。

(3) 栄養の確保　＜ケア＞

　ヘルペス性口内炎や帯状疱疹で潰瘍を伴う場合は、強い接触痛や自発痛のために経口摂取困難となることがあります。この場合、食事を刺激の少ないものにするなどの食事の工夫を行うとともに、必要ならば補液や経管栄養などを行って低栄養にならないように配慮することが大切です。

参考文献
1) 奥田克爾：最新口腔微生物学, 262-266, 一世出版. 東京. 2002.

患者ID		氏名					No.	
			月	日	月	日	月	日
	記入者							
自覚症状	しみる		□あり	□なし	□あり	□なし	□あり	□なし
	触ると痛い		□あり	□なし	□あり	□なし	□あり	□なし
	出血する		□あり	□なし	□あり	□なし	□あり	□なし
	痛くて食事できない		□あり	□なし	□あり	□なし	□あり	□なし
	その他( )		□あり	□なし	□あり	□なし	□あり	□なし
食事	種類、摂取量							
他覚症状	小水疱							
	口唇周囲		□あり	□なし	□あり	□なし	□あり	□なし
	三叉神経第2枝		□あり	□なし	□あり	□なし	□あり	□なし
	三叉神経第3枝		□あり	□なし	□あり	□なし	□あり	□なし
	口腔粘膜		□あり	□なし	□あり	□なし	□あり	□なし
	発赤		□あり	□なし	□あり	□なし	□あり	□なし
	びらん		□あり	□なし	□あり	□なし	□あり	□なし
	潰瘍		□あり	□なし	□あり	□なし	□あり	□なし
	出血		□あり	□なし	□あり	□なし	□あり	□なし
	その他( )		□あり	□なし	□あり	□なし	□あり	□なし
二次感染予防（口腔衛生）	清掃状態		□良	□不良	□良	□不良	□良	□不良
	義歯の清掃		□良	□不良	□良	□不良	□良	□不良
	食物残渣		□あり	□なし	□あり	□なし	□あり	□なし
	プラーク		□あり	□なし	□あり	□なし	□あり	□なし
	歯石沈着		□あり	□なし	□あり	□なし	□あり	□なし
	舌苔		□あり	□なし	□あり	□なし	□あり	□なし
	その他( )		□あり	□なし	□あり	□なし	□あり	□なし
疼痛	接触痛		□あり	□なし	□あり	□なし	□あり	□なし
	刺激痛		□あり	□なし	□あり	□なし	□あり	□なし
	自発痛		□あり	□なし	□あり	□なし	□あり	□なし
	その他( )		□あり	□なし	□あり	□なし	□あり	□なし
ケア	うがい（含嗽剤 ）		□あり	□なし	□あり	□なし	□あり	□なし
	粘膜ケア（スポンジ）		□あり	□なし	□あり	□なし	□あり	□なし
	口腔清掃（歯ブラシ）		□あり	□なし	□あり	□なし	□あり	□なし
	疼痛へのケア		□あり	□なし	□あり	□なし	□あり	□なし
治療	坑ウイルス薬		□あり	□なし	□あり	□なし	□あり	□なし
	ＮＳＡＩＤｓ（ ）		□あり	□なし	□あり	□なし	□あり	□なし
	カルバマゼピン		□あり	□なし	□あり	□なし	□あり	□なし
	その他( )		□あり	□なし	□あり	□なし	□あり	□なし

表5-12　ウイルス感染症アセスメントシート

第5章 主な口腔合併症のアセスメントとマネジメント ーなぜ起こる？どう対応する？ー

5 口腔乾燥症

<ポイント>
- 口腔乾燥症は、生命には直接関わらないため軽視されがちであるが、患者の精神的・身体的苦痛は大きく、最も積極的に症状の緩和を行わなければならない口腔症状である。
- がん患者では、唾液分泌量の減少、唾液粘稠度の増加、体液量の減少（脱水）、保湿度異常（唾液蒸発量の増加）が重複して起こることが多いため、重篤な口腔乾燥症が起こりやすい。
- 口腔乾燥症に対する考え方としては、原因療法として、唾液分泌量を増やす、唾液蒸発量を減らすことが考えられる。対症療法としては口腔内の保湿と疼痛のコントロールが重要である。

1 病態生理

（1）定義と分類

　一般に口が乾いた状態を口腔乾燥症（Xerostomia）といい、本来は口腔粘膜の乾燥や保湿度の低下がみられる病態を表す症状名で、ほぼ同義語としてドライマウスや唾液減少症などがあります。臨床的には唾液分泌減少が原因となっている症例が多いものの、唾液分泌がみられても口腔粘膜が乾燥することもあり、必ずしも唾液分泌量の低下だけの問題ではありません。広義の口腔乾燥症は、自己免疫疾患としてのシェーグレン症候群とそれ以外の口腔乾燥症に分けられますが、9割以上がシェーグレン症候群以外の口腔乾燥症であるといわれています。以下本書では、シェーグレン症候群以外の口腔乾燥症についてのみ述べることとし、これを単に口腔乾燥症と呼ぶことにします。

　口腔乾燥症は、**図5-13**のように、唾液分泌量の減少をきたすもの（狭義の口腔乾燥症）と唾液分泌量の減少をきたさないものに分けられます。唾液分泌量減少による狭義の口腔乾燥症は、唾液腺の機能低下や神経伝達系の障害による唾液分泌能低下によるものと、脱水などの体液量低下によるものに分類されます。一方、唾液分泌量の減少をきたさない口腔乾燥症には、唾液が蒸発することによる口腔粘膜の保湿度異常があります。

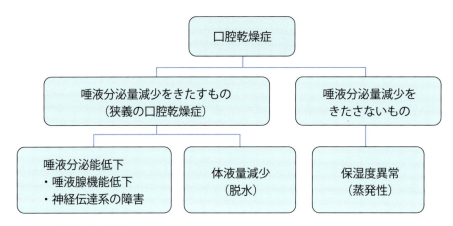

図 5-13　口腔乾燥症の概念

　臨床的には、口腔乾燥症の多くは唾液分泌量の減少が密接に関係しており、がん患者の口腔乾燥症を理解し対応を考える上でも、まず唾液についての知識を整理し（**P111〜コラム参照**）、唾液分泌量が減少する原因を知ることが必要と思われます。

（2）唾液分泌量減少の原因と対策

　唾液分泌量が減少する原因は、**図 5-14** のように、①唾液腺組織の障害、②神経—唾液腺間ならびに細胞内情報伝達の障害、③自律神経の障害、の3つが考えられますが、唾液腺組織の変化が、不可逆的変化なのか可逆的変化なのかによってその対策も異なります[1]。

　唾液腺組織の障害や自律神経の障害の多くは、唾液腺組織が不可逆的変化を起こしていると考えられ、特にシェーグレン症候群、放射線照射に後遺する唾液腺障害や、神経の損傷に起因する唾液分泌量減少などでは回復する可能性が低いと考えられます。したがってこのような不可逆的変化には、対症療法で対処するという基本的方針が立てられます。これに対して神経—唾液腺間ならびに細胞内情報伝達の障害の多くは可逆的変化であり、原因を取り除くと回復する可能性があることから原因療法が試みられます。薬剤の副作用、ストレス、うつ状態、糖尿病、咀嚼回数の減少などが原因の場合は、その原因を取り除くことで唾液分泌減少の回復を図ることができると考えられています[1]。

1）唾液腺組織の障害

　唾液腺組織の障害をきたす原因には、シェーグレン症候群、頭頸部腫瘍への放射線照射、抗がん剤、外傷、糖尿病などがありますが、がん治療の際の口腔領域への放射線照射によって、唾液腺の腺房細胞の細胞数の減少と線維化、小葉内の占有率の減少がみられています[1]。

　これらの障害に対しては、対症療法として唾液分泌刺激薬や保湿剤、人工唾液などが試みられています。

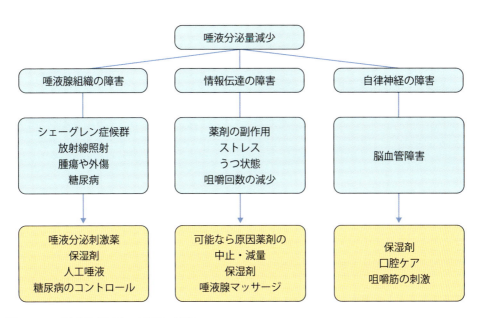

図 5-14　唾液分泌量減少の原因と対策

2）神経―唾液腺間ならびに細胞内情報伝達の障害

　神経―唾液腺間ならびに細胞内情報伝達の障害をきたす原因としては、薬剤の副作用、ストレス、うつ状態、糖尿病、咀嚼回数の減少などがあります。

　唾液分泌量減少をきたしやすい薬剤としては、A）中枢神経および末梢神経とその受容体に作用する薬剤と B）電解質や水の移動に関与する薬剤（利尿薬）があり[2]、A）については唾液腺細胞の交感神経および副交感神経の受容体に薬剤が結合することが原因と考えられています。B）については、唾液腺の管上皮細胞には再吸収機能はあるものの、濾過機能がないため、腎機能の変化の影響を受けることになります。利尿薬は腎尿細管の再吸収機能を抑制して尿量を増やしますが、その結果血漿の塩濃度の恒常性を保つために、唾液に使われる水は減少せざるをえなくなり、唾液分泌量は減少します[2]。唾液分泌量の減少をきたす代表的な薬剤には、抗うつ薬、抗不安薬、向精神病薬、利尿薬、抗ヒスタミン薬などがあります。

　対処法としては原因薬剤の中止が望まれるものの、副作用の唾液分泌量減少よりも薬剤投与の効果の方が大きいとして、投与が継続される症例がほとんどです。この場合には、保湿剤投与などのほか、唾液腺マッサージ、よく噛むこと、酸味のあるものや昆布のように唾液分泌を促すとされる食品を摂るなどの対症療法を行うことになります。

3）自律神経の障害

　自律神経の障害の主なものは脳血管障害に後遺するもので、対処法としては保湿剤、口腔ケア、咀嚼筋の刺激などの対症療法が行われます[1]。

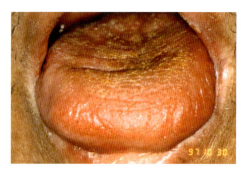

図 5-15　がん患者における口腔乾燥症。口腔粘膜にほとんど唾液がみられず、乾燥している。表 5-14 のグレード 3（重度）と評価される

唾液分泌量の減少	・化学療法や放射線療法による唾液腺の障害　・薬剤の副作用 ・咀嚼運動の減少　・交感神経優位（緊張・ストレス）
唾液粘稠度の増加	・化学療法や放射線療法によって唾液腺の唾液性細胞が早期に障害されやすい ・交感神経優位（緊張・ストレス）
唾液蒸発量の増加	・口呼吸　　・開口状態の増加　　・酸素吸入
脱水	・dry side の維持管理　　・水分摂取の不足 ・血管外への体液の移行（肝硬変・ネフローゼ等） ・腎臓以外からの体液の喪失（嘔吐・下痢等）

図 5-16　がん患者における口腔乾燥症の特徴と原因

（3）がん患者における口腔乾燥症の特徴と原因

　がん患者、なかでも終末期がん患者における口腔不快症状のうちで最も多くみられるのは、口腔乾燥症です（**第 3 章、P58 参照**）。終末期がん患者における口腔乾燥症は、健常人にみられる口腔乾燥症に比べて、非常に重篤な場合が多いことが特徴です（**図 5-15**）。口腔乾燥症は、生命には直接関わらないため軽視されがちですが、患者の精神的・身体的苦痛は大きく、最も積極的に症状の緩和を行わなければならない口腔症状です。

　がん患者の口腔乾燥症が重篤化しやすい理由は、口腔乾燥症の概念図（**図 5-13**）で述べた、唾液分泌量の減少、保湿度異常（唾液蒸発）、体液量の減少（脱水）のいくつかが重複して起こることが多いためです。そこで、口腔乾燥症の原因となりうる唾液分泌量の減少、唾液粘稠度の増加、唾液蒸発量の増加、脱水の各項目について、さらにそれぞれを惹起すると考えられるがん患者特有の原因因子を**図 5-16** に示しました。

1）唾液分泌量の減少

　化学療法や放射線療法による唾液腺の障害、オピオイドなどの各種薬剤の副作用、噛まなくなることによる咀嚼運動の減少、緊張やストレスなどの交感神経の優位状態が続くことなどが原因となって、唾液分泌量が減少します。

2）唾液粘稠度の増加

　唾液腺の漿液性細胞が早期に障害されやすいことや、緊張やストレスなどの交感神経の優位状態によって、ムチンなどの粘性タンパク質を多く含む唾液の分泌が促されることにより唾液粘稠度が増加し、口腔乾燥感が増強されます。

3）唾液蒸発量の増加

　食事量が減ることなどによる咀嚼筋の廃用萎縮や、サルコペニアなどによる筋肉量の減少などから起こる開口状態の常態化と、それによる口呼吸の増加、さらには酸素吸入によって唾液蒸発量が増加します。

4）脱水

　終末期になるほど、心臓への負担軽減のために輸液量を減らして循環血液量を減らすdry sideへの維持管理が行われること、患者の水分摂取が不足しがちなこと、肝硬変やネフローゼなどの際にみられる血管外への体液の移行、嘔吐や下痢などの腎臓以外からの体液の喪失などが原因となって、ほとんどの終末期がん患者は脱水状態にあるといえます。

コラム　唾液の基礎知識

<ポイント>
- 唾液腺には、大唾液腺と小唾液腺がある。
- 唾液は、食事に関連して多く分泌される刺激唾液（反射唾液）と、口腔内の保湿にとって重要な安静時唾液に分類される。
- 唾液腺の活動は自律神経（交感神経、副交感神経）に支配され、大唾液腺の種類によっても分泌される唾液の性状が異なっている。
- 唾液は、サラサラした漿液性唾液と、ネバネバした粘液性唾液が混ざったものである。
- 唾液は多くの機能を有し、それによって食べるための働きや、口腔および全身の健康を守る働きがある。

（1）唾液腺

　唾液は、唾液腺から分泌されます。唾液腺には、大唾液腺（耳下腺、顎下腺、舌下腺）と小唾液腺（口唇腺、頬腺、口蓋腺、舌腺）があり、耳下腺の導管は上顎臼歯部の頬粘膜（耳下腺乳頭）に、顎下腺と舌下腺の導管は舌下部の舌下小丘にそれぞれ開口し、唾液を口腔内に分泌しています。小唾液腺は口腔粘膜直下に数多く存在し、直接口腔内に唾液を分泌しています。

（2）唾液の性状

唾液は、唾液腺で血漿からろ過されて作られ、1日あたり 0.5～1.5 ℓ が分泌されています。唾液は、食事に関連して多く分泌される刺激唾液（反射唾液）と、口腔内の保湿にとって重要な安静時唾液に分類されます。

唾液腺の活動は自律神経（交感神経、副交感神経）に支配され、唾液分泌量は副交感神経が優位で、副交感神経は水分の分泌を調整し、水や電解質の多い漿液性の唾液を分泌します。これに対して、交感神経はタンパク質成分の分泌を調整し、タンパク質や糖タンパク質を含む粘液性の高い唾液を少量分泌します。このように唾液は、サラサラした漿液性唾液と、ネバネバした粘液性唾液が混ざり合って作られています。大唾液腺のうち耳下腺はサラサラした漿液性唾液が多く分泌され、舌下腺はネバネバした粘液性唾液が多く、顎下腺は混合腺となっているなど、大唾液腺の種類によっても分泌される唾液の性状が異なっています。

（3）唾液の機能

唾液は、以下に示すようなさまざまな機能をもっています[a]。

1) 組織修復作用：唾液中の上皮成長因子（epidermal growth factor：EGF）や神経成長因子（nurve growth factor：NGF）は、傷を治す作用がある。
2) 潤滑作用：安静時唾液の水分、ムチン、プロリンリッチプロテイン（PRP）によって口腔粘膜を保護する。
3) 浄化作用：唾液中の水分によって口腔内の物質を洗い流す。
4) 緩衝作用：口腔内のpHを中性に保つ作用で、刺激唾液の炭酸─重炭酸塩系の緩衝能が食事に関連して働き、重炭酸塩が酸に対する緩衝作用を示す。また、安静時唾液ではリン酸塩による緩衝能がみられる。
5) 再石灰化作用：唾液中の Ca^{2+} と HPO_4^{2-} は初期う蝕の再石灰化作用に不可欠である。
6) 抗菌作用：唾液中には多くの抗菌物質が含まれ、病原微生物の体内への侵入を防ぐ。抗菌物質には免疫グロブリンの分泌型 IgA やリゾチーム、ペルオキシダーゼ、アミラーゼなどの酵素、糖タンパクのラクトフェリン、ヒスチジンリッチプロテインのヒスタチンなどがある。
7) 消化作用：唾液中のアミラーゼによるデンプン分解作用、リパーゼによる脂肪分解作用がある。
8) 味覚作用：唾液中の水分に食物が溶解し、味蕾に運搬されることにより味細胞を刺激する。

（4）目的別の機能

唾液の機能を目的別に示すと、食べるための働き、口腔内の健康を守るための働き、全身の健康を守るための働き、の3つがあります。

1) 食べるための働き
   ①飲み込みやすくする：咀嚼によって細かくなった食べ物の周囲を唾液が包み込み、唾液中のムチンによって食べ物の表面が軟らかくなり、嚥下しやすくなる。
   ②消化を助ける：唾液中のアミラーゼ（プチアリン）が食べ物のデンプンを分解して麦芽糖（マルトース）に変質させ、より体内に吸収されやすい状態にする。

③味わう：食べ物の中の味物質が唾液によって味蕾に運ばれ、味蕾の味細胞が興奮することにより味覚情報が脳へ伝達されて味を感じる。唾液分泌量が低下すると味蕾に味物質が運搬されにくくなり、物を食べているのに味がよくわからない、文字通りの「味気ない食事」となってしまう。

2）口腔内の健康を守る

①口腔粘膜を保護する：唾液中のムチンは水分を多く含む分子構造をしており、口腔粘膜全体を覆って乾燥を抑える保湿効果を発揮する。また食物などの外部からの刺激で粘膜が傷つかないように、口腔粘膜を保護する作用がある。

②細菌の繁殖を防ぐ：口腔内には常在菌叢がお互いのバランスをとって共生し、外部からの他の細菌の侵入を防ぐバリアとして機能している。唾液1ml中には約7〜8億個の細菌が存在するが、唾液分泌量が減少したり口腔内環境が悪化して常在菌叢のバランスが崩れるとバリアとして機能が失われ、有害な細菌の繁殖をきたすことになる。

③歯の健康を守る：食後の強い酸性状態で溶解したエナメル質を、唾液中のカルシウムやリンなどによって修復する歯の再石灰化と、強い酸性に傾いた口腔内を唾液中の重炭酸塩やリン酸塩によって、食後30〜40分で口腔内を中性にもどす唾液のpH緩衝能で歯の健康を守っている。

3）全身の健康を守る

①細菌やウイルスなどの侵入を防ぐ：唾液中には細菌やウイルスなどの侵入を防ぐための生体防御機能としてさまざまな抗菌因子があり（唾液の機能、⑥抗菌作用参照）、細菌の毒性物質を攻撃し、毒性物質の無力化を図るなど、細菌の増殖を抑制する働きがある。

②活性酸素を減少させる：食物の中には発がん性物質を含むものがあり、唾液中のペルオキシダーゼなどが、発がん性物質が発生させる活性酸素（水や酸素から生成し酸素そのものよりも活性な分子種のことで、細胞のDNAに損傷を与え、突然変異や発がんのきっかけをつくる）を減少させる。

③アンチエイジング：唾液中のパロチンが筋肉や骨の発達を促進したり、白内障の進行を遅らせる効果があるほか、成長因子のIGF－1も含まれており、健康の維持や老化の防止に効果があるといわれている。

参考文献
a）中川洋一：唾液分泌への対処法、斉藤一郎編著：口腔から実践するアンチエイジング医学、203-217，医歯薬出版、2006．

0	正常	乾燥なし（1から3の所見がなく、正常範囲）
1	軽度	唾液の粘性が亢進している
2	中等度	唾液中に細かい唾液の泡がみられる
3	重度	口腔粘膜にほとんど唾液がみられず、乾燥している

表 5-13 口腔乾燥症のグレード分類（文献3より引用改変）

2 アセスメント

（1）口腔乾燥症のグレード分類　（表 5-13）

（2）口腔乾燥症アセスメントシート（表 5-14）

3 マネジメント

（1）口腔乾燥症の考え方

　このような重篤な口腔乾燥症に対する考え方としては、①唾液分泌量を増やす、②唾液蒸発量を減らす、ことが原因療法として考えられます。原因療法が効果をみるまでの間や原因療法を行えない場合は、対症療法として口腔内の保湿を積極的に行うことが必要です。また、口腔乾燥症患者の約7割にヒリヒリした表在性の疼痛を伴うことがあるため、疼痛のコントロールも重要です（**表 5-15**）。

　なお脱水に対しては、原因療法として輸液を増量してもその効果はなく、また循環血液量を増やさないためにも輸液を増量することは避けるべきで[4]、対症療法としての口腔内の保湿を行うことで対処します。

（2）唾液分泌量を増やす　＜ケア＞

　唾液分泌量を増やすためには、**図 5-17** に示すような方法が考えられますが、終末期がん患者にとっては難しいものがほとんどです。また、唾液分泌量減少の原因となっているものを除去することも、どれも現実的には困難です。いずれの原因もがんの終末期特有のもので、それを克服するだけの精神的・身体的余裕はないのが現状です。また唾液分泌促進薬の使用は、がん患者への適応としては頭頸部腫瘍への放射線照射後の口腔乾燥症に限られ、すべてのがん患者のすべての時期に使えるものではありません。よく噛んで食べることや唾液腺のマッサージは、ＡＤＬが保たれている時期には可能かもしれませんが、終

5．口腔乾燥症

患者ID		氏名					No.	
			月	日	月	日	月	日
	記入者							
自覚症状	口が乾いている		□あり	□なし	□あり	□なし	□あり	□なし
	口がネバネバする		□あり	□なし	□あり	□なし	□あり	□なし
	唾液が少なくなった		□あり	□なし	□あり	□なし	□あり	□なし
	唾液に泡がよく出る		□あり	□なし	□あり	□なし	□あり	□なし
	食べにくい		□あり	□なし	□あり	□なし	□あり	□なし
	味がわかりにくい		□あり	□なし	□あり	□なし	□あり	□なし
	口が乾いて痛い		□あり	□なし	□あり	□なし	□あり	□なし
	しゃべりにくい		□あり	□なし	□あり	□なし	□あり	□なし
	水をよく飲む		□あり	□なし	□あり	□なし	□あり	□なし
	その他（　　　　）		□あり	□なし	□あり	□なし	□あり	□なし
	口腔乾燥症グレード分類（0〜3）							
食事	種類、摂取量							
他覚症状	唾液減少		□あり	□なし	□あり	□なし	□あり	□なし
	唾液粘稠性		□あり	□なし	□あり	□なし	□あり	□なし
	舌乳頭消失		□あり	□なし	□あり	□なし	□あり	□なし
	粘膜の発赤		□あり	□なし	□あり	□なし	□あり	□なし
	接触痛		□あり	□なし	□あり	□なし	□あり	□なし
	刺激痛		□あり	□なし	□あり	□なし	□あり	□なし
	味覚障害（　　　）		□あり	□なし	□あり	□なし	□あり	□なし
	清掃状態		□良好	□不良	□良好	□不良	□良好	□不良
	その他（　　　）		□あり	□なし	□あり	□なし	□あり	□なし
ケア	含嗽剤（　　　）		□あり	□なし	□あり	□なし	□あり	□なし
	保湿剤（　　　）		□あり	□なし	□あり	□なし	□あり	□なし
	粘膜ケア（スポンジ）		□あり	□なし	□あり	□なし	□あり	□なし
	口腔清掃（歯ブラシ）		□あり	□なし	□あり	□なし	□あり	□なし
	義歯清掃		□あり	□なし	□あり	□なし	□あり	□なし
	疼痛へのケア		□あり	□なし	□あり	□なし	□あり	□なし
治療	疼痛への治療（　　　）		□あり	□なし	□あり	□なし	□あり	□なし

表 5-14 口腔乾燥症アセスメントシート

末期になるにつれて出来なくなります。すっぱいものを食べることは一時的にはできますが、継続することは一般的に好まれません。10％キシリトールスプレー[5]を口腔内に噴霧することにより唾液分泌量は増加しますが（**P116**）、スプレーを行うこと自体が患者にとって負担になることもあります。

このように、唾液分泌量を増やすことは難しいことではありますが、これらの方法について、患者と相談しながら無理なくできる方法を組み合わせて行っていくことが大切です。

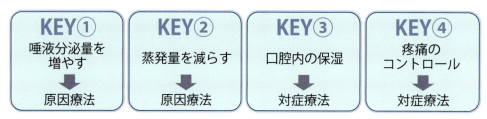

表 5-15　口腔乾燥症のマネジメント

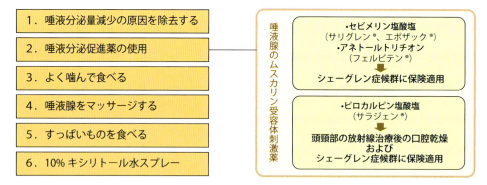

図 5-17　唾液分泌量を増やす方法

（3）蒸発量を減らす　＜ケア＞

　がん患者は咀嚼筋の廃用萎縮やサルコペニアなどのために開口状態になりやすく、これを改善するために意識的に閉口することも困難です。酸素吸入も中止することはほとんどできません。したがって、蒸発量を減らすためには、マスクを着用したり水で湿らせたガーゼなどを口にあてて、蒸発を防ぐしかないのが現状です。ただ、マスクや湿らせたガーゼなどを口にあてることを好まない患者もみられ、対応に苦慮する場合もあります。

（4）口腔内の保湿　＜ケア＞

　口腔内は、安静時唾液によって常時湿潤した状態が理想的ですが、この状態にできるだけ近づけることが保湿にあたっての考え方になります。そのためには、頻回に少量の水分をスプレーなどで口に含む、アイスボールをゆっくりなめる、保湿剤を使用する、などの方法がありますが、いずれにしろ、1つの方法を漫然と続けるのではなく、口腔内の状態や患者の好みでこまめに組み合わせていろいろと行ってみることが大切です（**図 5-18**）。

　保湿材としては、水、保湿剤、人工唾液、レモン水、10%キシリトール水などがあります。水は最良の保湿剤ともいえ、アイスボールのように凍らせれば冷たくて口当たりもよく、安価で誰にでも受け入れやすい利点があります。最近は保湿剤が次々と開発されるようになり、どれを選べばよいか選択に悩むことも多くなりました。保湿剤は、ジェルタイプ、洗口液タイプ、スプレータイプに分けられ、選択にあたっては、味や使用感などの好み、

5．口腔乾燥症

口腔内の保湿

● 常時口腔粘膜が湿潤した状態が理想的
  ・頻回に少量の水分を口に含む（スプレー等）
  ・アイスボールをゆっくりなめる
  ・保湿剤の使用
   液状やジェル状、味、価格、好み
   ※過度の含嗽は逆効果
● ポイント
  1つの方法だけを漫然と続けるのではなく、口腔内の状態や患者の好みでこまめに組み合わせていろいろと行ってみることが大切。

保湿方法

● 水
● 保湿剤
  ・ジェルタイプ
  ・洗口液タイプ
  ・スプレータイプ
● 人工唾液
● レモン水
● 10％キシリトール水
  キシリトール粉末（Ciメディカルにて入手可能）を水道水に溶かして10％（w／v）としたもので、小さなスプレー容器に入れて頻回に口腔内全体にスプレーする。唾液分泌促進作用があり、うるおい感が持続する。

図 5-18　口腔内の保湿

目的	症状	含嗽剤	保湿剤
口腔内に水分を付加する	・乾く ・ねばねばする	・重曹含有のもの ・アルコールを含まないもの （ハチアズレ®など）	・洗口液タイプ ・スプレータイプ
清涼感を与える	・気持ちがわるい ・ねばねばする	・香料（ミントなど）含有のもの （ネオステリングリーン®など）	・洗口液タイプ ・スプレータイプ
口腔粘膜を保護する	・舌が痛い ・ざらざらする	・粘膜保護作用のあるもの ・重曹、アルコールを含まないもの （アズノール®など）	・ジェルタイプ

表 5-16　含嗽剤、保湿剤の使用法

価格などで選ぶことが多いようですが、最も大切な点は、口腔症状を細かく観察した上で保湿剤の使用目的に応じたものを選択することです。たとえば、非常に乾燥状態が強い場合にジェルタイプのものを使うと、乾燥状態は改善されずに、よりねばねばした気持ちの悪い状態になります。この場合は、水分を付加することを目的に、洗口液タイプやスプレータイプのものを用いることが望まれます（**表 5-16**）。人工唾液は保険適応薬ですが、適応症はピロカルピン塩酸塩と同様にシェーグレン症候群と頭頸部放射線照射後の口腔乾燥症のみで、使用できるがん患者は限られています。レモン水による含嗽は従来より口腔乾燥症のケアに用いられてきましたが、酸味のために刺激唾液はよく出るものの、安静時唾液が常に出るわけではなく、また酸味が強いために患者も使用をあまり喜びません。10％キシリトール水のスプレーは著者が考案したもので、唾液分泌量が増加し、うるおい感が持続するなどの特徴があります[5]。

（5）疼痛のコントロール　＜治療＞（図 5-19）

軽度の疼痛は、水や保湿剤による保湿のみで症状が緩和されることがありますが、保湿で疼痛が緩和されない時や中等度以上の疼痛に対しては、局所麻酔薬による含嗽（4％キシロカイン）やキシロカインビスカスによって一時的な麻酔効果により症状をコントロールします。また状況によっては、NSAIDs の使用が必要になる場合もあります。

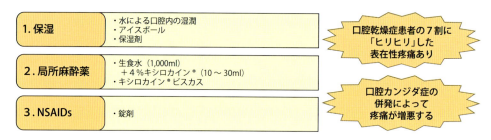

図 5-19　疼痛のコントロール

> **コラム　口渇と口腔乾燥**
>
> 　口渇とは飲水行動を伴う「かわき」の感覚で、細胞外液の浸透圧が上昇して視床下部や胸腔の浸透圧受容器が浸透圧の上昇を感知し、中枢が刺激された生理的状態をいいます[a]。口渇中枢は、第三脳室の前腹側壁に添ったＡＶ３Ｖと呼ばれる領域と視神経核の前側方にある領域で、この両者を合わせて口渇中枢といい、この部位が高張液に反応すると口渇感が出現します[b]。
>
> 　また体液量の減少によっても口渇感が出現し、飲水行動が惹起されるほか、下垂体後葉からバゾプレッシン（抗利尿ホルモン）が分泌され、腎臓に働いて水の再吸収を行い、体液の恒常性が維持されています。体液量の減少は右心房などの容積受容器が感知します[c]。
>
> 　口渇感が出現する原因には、(1) 口腔乾燥、(2) 血液浸透圧の増加、(3) 細胞外液量の低下（たとえば出血による循環血液量の低下は、塩分・水分ともに消失するため、浸透圧の変化はないが口渇感は出現する）、(4) 容量調節機構と深く関わりをもつアンギオテンシンⅡの増加などがあげられます[b]。
>
> 　これに対して口腔乾燥は、唾液分泌の減少や唾液蒸発の亢進によって、口腔や咽頭の粘膜が乾燥する状態を指し、口腔乾燥の状態をきたした病態を口腔乾燥症といいます。このように、口渇と口腔乾燥は本来異なるものですが、口渇を感じる場合の多くに口腔乾燥を伴っていることから、両者を混同して「口渇」と表現している場合も多くみられます。
>
> 参考文献
> a) 岸本悦央：口腔乾燥症の原因、歯界展望、100（1）、27-32、2002.
> b) 佐々木　成編：水とアクアポリンの生物学、69、中山書店、2008.
> c) 稲永清敏：加齢による体液恒常性の変化と口腔乾燥症とのかかわり、歯界展望、100（1）、33-38、2002.

参考文献
1) 中川洋一：唾液分泌への対処法、斉藤一郎編著：口腔から実践するアンチエイジング医学、203-217、医歯薬出版、2006.
2) 川口　充：口腔領域に症状を現す薬剤、歯界展望、98（4）、722-728、2001.
3) 柿木保明：口腔乾燥症の診断，評価と臨床対応．唾液分泌低下症候群として考える．歯界展望 2000,95(2)：321-332.
4) 緩和医療ガイドライン委員会：終末期がん患者の輸液療法に関するガイドライン、80-82、金原出版、2013.
5) 杉　政和ら：ターミナル期におけるキシリトールを用いた口腔ケア．エキスパートナース　19（7）、118-121、2003.

第5章 主な口腔合併症のアセスメントとマネジメント －なぜ起こる？どう対応する？－

6 味覚障害

<ポイント>
- 味覚障害は、味覚情報伝達のいずれかの段階でトラブルが発生して情報が伝わらなくなったことが原因と考えられる。
- 味覚障害の症状は、味覚減退、味覚消失、自発性異常味覚、解離性味覚障害、異味症、悪味症に分類されるが、味覚減退が最も多い。
- 味覚障害の原因別頻度は、特発性、薬剤性、亜鉛欠乏性の順に多い。
- 対応としては、唾液量を増やす、舌背（特に舌根部）の清掃、食事の工夫、亜鉛の投与などを行う。
- 唾液分泌量が少ない場合、唾液の分泌量を増やすことが最も望まれるが、がん患者にとっては難しいことも多いため、次善の策として水分量を増やす意味でスプレータイプの保湿剤を積極的に用いて、少しでも味物質が味蕾へ運ばれるように取り組むことも有用であると思われる。

1 病態生理

（1）症状による分類

味覚障害の症状は多彩で、**図 5-20** に示すように、味の感じ方が鈍くなる味覚減退、味が全くわからない味覚消失、味覚刺激がなくても苦味などの嫌な味がする自発性異常味覚、特定の味だけがわからない解離性味覚障害、本来の味と異なる味がする異味症、どの味も嫌な味に感じる悪味症に分類されています[1]。

患者は、「味が全然わからない」とか「味がしない」などとよく訴えますが、愛場によれば[2]、それぞれの症状の出現頻度は、**表 5-17** のように味覚減退が 62.6％と最も多く、以下自発性異常味覚、異味症と続いています。

また、自発性異常味覚の場合にどのような味が嫌な味と感じるかについてみると、苦味が 52.0％、塩味が 21.3％などで、苦味を感じる患者が最も多くみられているほか、味覚障害の随伴症状については、**表 5-18** のように口腔乾燥を伴っている場合が全体の 30.7％を占めていました[2]。また小野らは自発性異常味覚患者の随伴症状について、口腔乾燥を伴う場合が 73％と最も多く、以下、咽喉頭異常感 56％、味覚低下 38％、舌痛 35％の合

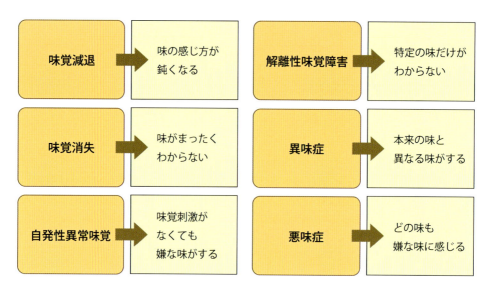

図 5-20　味覚障害の分類　（文献1より引用改変）

併があったと報告しています[3]。このように、口腔乾燥症を伴う味覚障害患者が多いことは注意すべき点と思われます。

（2）原因別頻度

原因別頻度についてみると、特発性、薬剤性、亜鉛欠乏性の味覚障害が比較的多くみられています[2]。特発性は全く原因が不明ものを指し、薬剤性は本来なら発症と原因薬剤の使用の間に時期的な関係があること、薬剤中止により改善すること、再現性があることがそろって初めて因果関係があると考えられますが、現実的にはこれを証明することは困難です[2]。実際には、他の原因が見当たらず、味覚障害を起こすリストに載っている薬剤を比較的長期間投与され、発症の時期との関係がみられることで判断せざるを得ないのが現状です[2]。亜鉛欠乏性については、血清亜鉛濃度が 70μg/dl 以上が正常といわれており、正常値のラインをどこで引くかによりその頻度は大きく異なるものの[2]、発生頻度は 15〜20％程度と思われます。

（3）がん治療と味覚障害

味蕾の細胞は、7〜10日の短い寿命で細胞分裂を繰り返しているため、従来型の抗がん剤の影響を受けやすく、味覚障害が発生しやすいと考えられます。味覚障害の症状はさまざまですが、味がわかりにくくなる味覚減退や、苦味や甘味を強く感じる自発性異常味覚

味覚障害の種類	%
味覚減退	62.6%
味覚消失	9.3%
自発性異常味覚	21.0%
苦味	52.0%
塩味	21.3%
甘味	15.3%
酸味	10.0%
渋味	12.0%
異味症	16.4%
味覚乖離	6.3%
部分的味覚障害	2.4%

(1992～1998.大阪市立大．713例、重複あり)(文献2より引用改変)

表 5-17　味覚障害の症状についての統計

随伴症状	例（%）	
舌痛	108	(15.1%)＊
口内痛	31	(4.3%)＊
口の中がしみる	66	(9.3%)＊
上記三者合計	155	(21.7%)＊
口腔乾燥	219	(30.7%)＊

(1992～1998.大阪市立大．713例、重複あり)(文献2より引用改変)

表 5-18　味覚障害の随伴症状についての統計

などが多いと思われます。治療終了後数週間で回復傾向がみられますが、回復までに長期間を要することもあります。

　放射線治療において、口腔内が照射野に入る場合では味覚障害はほぼ全例にみられ、その症状も抗がん剤による味覚障害よりもはるかに強い症状を呈します。放射線によって味細胞や神経細胞が直接破壊されるため、回復には長時間を要し、場合によっては回復しないこともあります。

　また、がん治療やがんの進展によって唾液の分泌減少が起こると、味物質が味蕾の味細胞へ運ばれにくくなり、味覚障害をきたします。

(4) 味覚検査

　味覚神経を個々に評価する領域別検査法としては、濾紙ディスク検査と電気味覚検査があり、濾紙ディスク検査は、四基本味（甘・塩・酸・苦）の濾紙ディスクを舌表面に置き、どの濃度でどんな味を感じるかをみる定性定量検査法です。電気味覚検査は、顔面神経麻痺や舌咽神経麻痺などの味覚伝導路障害の診断に有用性が高いとされています[4]。しかし、検査の繁雑さからか、がん患者の味覚障害について味覚検査を行うことはあまりなく、患者の訴える症状によって診断されることが多いようです。

コラム　味覚の基礎知識

<ポイント>
- 味覚は、5つの基本味と風味から成る複合感覚である。
- 味覚の情報伝達は、運搬段階、受容器段階、神経段階の3段階に分けられる。

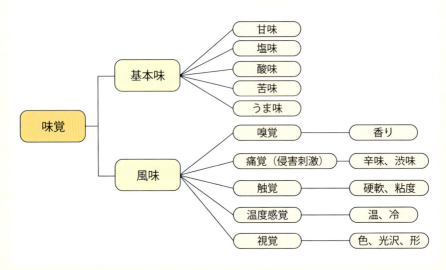

図 5-21　味覚は複合感覚

（1）味覚は複合感覚

　味覚は、5つの基本味（甘味、うま味、塩味、苦味、酸味）と風味（Flavor）から成る複合感覚で（**図 5-21**）、風味には、嗅覚、痛覚（侵害刺激）、触覚、温度感覚、視覚などがありますが、特に嗅覚が損なわれると、基本味を正常に感じていても味覚障害をきたすことがあります。また、辛味や渋味は痛覚であり基本味ではありませんが、広い意味での味ともいえなくもありません。

　5つの基本味は、それぞれ栄養学的な意義を示しています。すなわち、甘味は糖質のシグナルでエネルギー源を意味し、うま味はアミノ酸の味でタンパク質の存在を、塩味はミネラルの存在をそれぞれ示します。一方で、苦味や酸味は毒物の存在や、未熟または腐敗のシグナルを意味しています。このように、味は生体が必要とする栄養素を判断する上での重要な情報であるとともに、有害な食物の摂取を中断させるという役割を担っているといえます[a]。

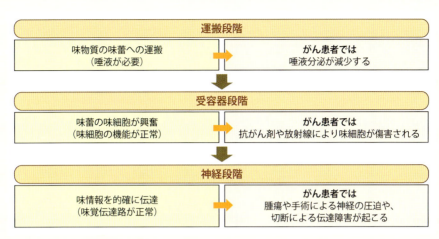

図 5-22 味覚の情報伝達

（2）味覚の情報伝達
　味を感じる経路は**図 5-22** のように 3 段階に分けられますが、このうちのどこかの段階で障害が起こり味覚の情報が伝わらなくなると、味覚障害をきたすと考えられています[b]。

1）運搬段階（味蕾への味物質の運搬）
　　摂取された食べ物は、咀嚼されることにより唾液や水に溶けて、味物質が分子やイオンの形で味蕾の先端の小さな穴（味孔）を介し、味細胞の表粘膜に接触します。このためには唾液が必須で、唾液分泌が減少したり、舌苔によって舌粘膜表面が覆われていると、味物質が味蕾へ運ばれにくくなり味覚障害をきたします。

2）受容器段階（味蕾での味の受容）
　　味物質は、舌などの口腔粘膜に存在する味蕾によって検出されます。味蕾は、長径 0.08mm、短径 0.05mm 位の蕾状の形をした組織で、細長い紡錘形の味細胞が 50〜100 個集合しています（**図 5-23**）。味蕾は、舌に約 5000 個、舌以外の軟口蓋や咽頭・喉頭などの粘膜にも約 2500 個が存在し、舌では前方部よりも後方部に多くみられ、約 70%が有郭乳頭や葉状乳頭に存在しています[c]。味蕾は頭頂部の味孔を介して味物質と接触し、基底部で味覚神経と連絡しています。
　　味細胞は形態的特徴からⅠ〜Ⅳ型の 4 種類に分類され、Ⅰ〜Ⅲ型が味受容細胞で、Ⅰ型が塩味、Ⅱ型が甘味、うま味、苦味、Ⅲ型が酸味を受容します。Ⅳ型は味受容細胞に分化する前駆細胞と考えられています（**表 5-19**）。味物質の検出は、**表 5-19** に示すような上皮性ナトリウムチャネル ENaC、Gタンパク質共役型受容体 T1R ファミリーと T2R ファミリー、TRP チャネルファミリーの PKD2L1 などの味覚受容体が担っています[a]。
　　味細胞は、味蕾周囲の上皮細胞から形成され、7〜10日の短い寿命で新しい細胞と置き換わるとされています[c]。これは口腔内の環境が過酷なための変

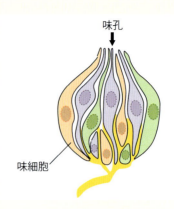

図 5-23 味蕾の構造 (文献 a より引用)

	Ⅰ型	Ⅱ型			Ⅲ型
受容する味覚	塩味	甘味	うま味	苦味	酸味
味覚受容体	ENaC	T1R2 T1R3	T1R1 T1R3	T2Rs	PKD2L1 PKD1L3

表 5-19 味細胞の分類 (文献 a より引用改変)

性死ではなく、アポトーシスによるものであることが明らかになりました[c]。このように味細胞の新陳代謝が活発であることから、食事の影響や血液中の重金属、特に亜鉛の影響を受けやすいと考えられています。

また味細胞は、薬剤の副作用、放射線障害、口腔内の衛生状態などによって影響を受けやすく、薬剤の副作用では、味覚障害を起こす可能性のあるものは約 200 種類にも及ぶとされますが、すべての患者に生じるわけではなく、その作用機序もよくわかっていません。口腔衛生状態が悪化すると、歯垢、舌苔、歯肉からの滲出液などにより、味細胞の感度自体が変化する可能性が指摘されています。

3）神経段階（味覚神経への神経伝達物質の放出、味覚情報の脳内伝達経路）

味物質の作用で味細胞は電気的変化を示し、神経伝達物質（Ⅱ型細胞により産生されるＡＴＰ, Ⅲ型細胞によって放出されるセロトニンＡなど）を放出します。この神経伝達物質によって味覚神経はインパルスというパルス状のデジタル信号を発生し、これが脳に送られて味を感じます。

味覚神経には、舌の前方三分の二の味蕾（茸状乳頭と一部の葉状乳頭）からの味の情報を伝える鼓索神経（顔面神経）、舌の後方三分の一の味蕾（有郭乳頭と葉状乳頭）からの味覚情報を伝える舌咽神経、軟口蓋の味蕾からの味覚を伝える大錐体神経（顔面神経）、咽頭・喉頭部の味蕾のいわゆるのど越しの味の情報を伝える上喉頭神経（迷走神経）の 4 種類があり、それぞれの神経

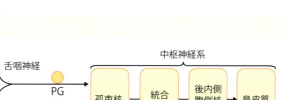

図 5-24　味の情報伝達経路（文献 a より引用）

は左右一対をなすので、合計 8 本の味覚神経を持っています[d]。このように、味覚神経は 4 対 8 本を有するため、仮に 1 本の味覚神経が障害を受けても、口腔全体としては味覚機能が保たれますが、嗅覚は一対の嗅神経のみで伝達されるため、嗅神経が障害を受けると嗅覚障害が起きやすく、風味としての嗅覚が低下することによる味覚障害が発生しやすいと考えられています。

また、舌には味覚に関する「味覚地図」と呼ばれるものがあります。味の感受性は舌の部位によって異なり、甘味は舌の先端部で、酸味は大臼歯部に接する舌縁部、苦味は舌根部、塩味は舌全体で感じるというものです[d]。しかしこれは、学問的根拠には乏しいのに世界的に知れ渡ってしまったもので、あたかも甘味は舌の前方でしか感じないなどの誤解を生んでおり、現在では否定されています[4]。最近の研究では、前述の四基本味については、舌の場所により極端に感受性が異なるのではなく、舌のいろいろな部位でも感じられるものの、わずかですが舌尖部で甘味を、舌縁部で酸味を、舌根部で苦味を、舌全体で塩味を他の部位より敏感に感じることは確かで、さらにうま味が舌根部で敏感に感じられることが明らかになりました[d]。

味蕾で検出された味情報は、**図 5-24** のように鼓索神経と舌咽神経を介して延髄の孤束核へ伝達されますが、孤束核では辛味などの三叉神経からの口腔感覚情報や迷走神経を介した内臓感覚情報も入力されます。さらに、橋の結合腕傍核を介して視床味覚野から大脳皮質味覚野へ味情報が伝達され、味覚野からの情報は情動の発動に関与する扁桃体や摂食中枢のある視床下部に送られ、食行動が生じるとされています[a]。

参考文献
a）成川真隆、三坂　巧：味覚系を介した食嗜好の形成、960-910、実験医学、35(6)、2017.
b）松尾龍二：味覚の異常と加齢変化、口腔内科学、尾崎登喜雄編集監修、61-64、飛鳥出版室、2008.
c）山本　隆：美味の構造－なぜ「おいしい」のか－、110-114、講談社メチエ 219、2001.
d）山本　隆：美味の構造－なぜ「おいしい」のか－、120-124、講談社メチエ 219、2001

2 アセスメント

（1）味覚障害アセスメントシート

患者ID	氏名					No.	
		月	日	月	日	月	日
	記入者						
自覚症状	味の感じ方がにぶい	□あり	□なし	□あり	□なし	□あり	□なし
	味が全くわからない	□あり	□なし	□あり	□なし	□あり	□なし
	味覚刺激がなくても嫌な味がする	□あり	□なし	□あり	□なし	□あり	□なし
	（どんな味？　　　　　）	□あり	□なし	□あり	□なし	□あり	□なし
	特定の味だけがわからない	□あり	□なし	□あり	□なし	□あり	□なし
	（どんな味？　　　　　）	□あり	□なし	□あり	□なし	□あり	□なし
	本来の味と異なる味がする	□あり	□なし	□あり	□なし	□あり	□なし
	（どんな味？　　　　　）	□あり	□なし	□あり	□なし	□あり	□なし
	食欲不振	□あり	□なし	□あり	□なし	□あり	□なし
	その他（　　　　　）	□あり	□なし	□あり	□なし	□あり	□なし
食事	種類、摂取量、食事の工夫						
他覚症状	口腔乾燥症グレード分類（0〜3）	□あり	□なし	□あり	□なし	□あり	□なし
	舌苔	□無　□少	□多	□無　□少	□多	□無　□少	□多
	舌炎	□あり	□なし	□あり	□なし	□あり	□なし
	舌痛症	□あり	□なし	□あり	□なし	□あり	□なし
	清掃状態	□良	□不良	□良	□不良	□良	□不良
	鼻閉	□あり	□なし	□あり	□なし	□あり	□なし
	その他（　　　　　）	□あり	□なし	□あり	□なし	□あり	□なし
	舌苔の状況	\[舌図　有郭乳頭\]		\[舌図　有郭乳頭\]		\[舌図　有郭乳頭\]	
	投与薬剤（　　　　　）	□あり	□なし	□あり	□なし	□あり	□なし
検査 味覚	濾紙ディスク法 その他（　　　　　）						
ケア	舌苔除去	□あり	□なし	□あり	□なし	□あり	□なし
	口腔清掃（ブラッシング）	□あり	□なし	□あり	□なし	□あり	□なし
	うがい（含嗽剤　　　　）	□あり	□なし	□あり	□なし	□あり	□なし
	義歯清掃	□あり	□なし	□あり	□なし	□あり	□なし
	乾燥に対するケア	□あり	□なし	□あり	□なし	□あり	□なし

表 5-20　味覚障害アセスメントシート

3 マネジメント

（1）味覚障害の考え方

KEY①	KEY②	KEY③	KEY④
唾液分泌量を増やす	舌の清掃（舌苔の除去）	食事の工夫	亜鉛や漢方薬の投与

表 5-21　味覚障害のマネジメント

　味覚障害は、味覚情報伝達のいずれかの段階でトラブルが発生して情報が伝わらなくなったことが原因と考えられることから、本来は味覚検査を組み合わせて原因を診断した上で、対応方法を決定することが望ましいと思われます。しかし、味覚検査を行っても原因のわからない特発性の味覚障害が多くを占めることに加えて、終末期がん患者では、長時間を費やし、体力的負荷もかかる味覚検査を行うことは困難なことが多いことから、厳密な味覚検査を行うことは少なく、患者の訴えの内容から判断して、臨床診断を行う例がほとんどです。

　また、味覚の情報伝達における運搬段階と受容器段階でのトラブルが多いことから、運搬段階においては唾液の減少による運搬障害や、舌苔などによって味蕾に味物質が到達しないことによる味覚障害の可能性をまず第一に検討する必要があります。受容器段階では、味細胞の機能低下をもたらすような原因、すなわち薬剤性（抗がん剤など）や亜鉛欠乏性などによる味覚障害の可能性を考える必要があります。

　そこで実際の対応としては、唾液量を増やす、舌（特に舌根部）の清掃、食事の工夫、亜鉛の投与などの対応方法を考えます（**表 5-21**）。漢方薬の投与は、亜鉛の投与と同様に効果が出るまでに時間がかかることが多いことから、最初の対応としては、唾液量を増やす、舌の清掃、食事の工夫をまず行うようにしています。がんの終末期ということを考えた場合、できるだけ早く、簡単に、ある一定の効果を出すことが患者にとって有益であると考えるからです。

（2）唾液分泌量を増やす ＜ケア＞

　唾液分泌量が少ない場合、味物質が味蕾へ運ばれにくくなって味覚障害をきたすことが多いため、唾液の分泌量を増やすことが最も望まれます。これには前述（**P116、図5-17**）のような方法がありますが、終末期がん患者にとっては難しいことも多いため、患者によく説明し、理解を求めた上で、次善の策として水分量を増やす意味で、スプレータイプの保湿剤や水を積極的に用いて、少しでも味物質が味蕾へ運ばれるように取り組むことも有用であると思われます。

（3）舌の清掃（舌苔の除去） ＜ケア＞

　味蕾の約70％は舌根部に集中していますが、舌苔も舌根部に多く発生することから、舌苔が味蕾細胞の頭頂部（味孔）を覆い、味物質の味蕾への到達を妨げていることも考えられます。そのため、舌苔を除去することにより味覚障害が改善する可能性が十分にあると思われます。

（4）食事の工夫 ＜ケア＞

　さらに食事を工夫することも重要で、味覚障害の際の食べやすい食事のレシピについての書籍[5]やパンフレット[6]、ホームページ[7]などを活用することが望まれます。また、患者の好きな食べ物、味の濃いものや味のはっきりしたものなど、患者と相談しながら、できるだけ食事が進むように配慮することが大切です。

（5）亜鉛や漢方薬の投与 ＜治療＞

　著者は、亜鉛や漢方薬については、効果発現までの時間がかかることから使用していませんが、最初の対応にても効果が得られない場合には、患者と相談のうえ投与してみることも一法かと思われます。

　亜鉛製剤としては、消化性潰瘍薬のポラプレジンク（プロマック®）がありますが、味覚障害に対する保険適応はないので注意が必要です。ただ最近はサプリメントとしての亜鉛製剤が市販されており、これを利用することが多いようです。味覚減退に対する漢方薬としては、虚証では補中益気湯、六君子湯、実証では小柴胡湯、黄連解毒湯、四逆散が有効とされています[8]。

原因	対策
口腔乾燥症	唾液量を増やす、保湿
舌苔	舌苔除去
味蕾の減少、感受性の低下	味付けの工夫
鼓索神経、舌咽神経への障害	味付けの工夫
口腔粘膜炎	保清、保湿
口腔カンジダ症	抗真菌薬の投与
心因性	精神的サポート、食事環境の配慮

表 5-22　味覚障害の原因と対策

(6) がん患者の味覚障害の原因と対策 (表 5-22)

　以上について味覚障害の原因と対策をまとめると、唾液減少に対しては唾液分泌量を増やすことと保湿が、舌苔に対しては舌苔除去をはじめとする舌の清掃が、味蕾の減少や感受性の低下に対しては食事の味付けの工夫が、鼓索神経や舌咽神経の伝導障害が疑われる場合も食事の味付けの工夫を行うことが重要と思われます。口腔粘膜炎に対しては口腔内の保清と保湿が、口腔カンジダ症に対しては抗真菌剤の投与が必要となります。また心因性の味覚障害に対しては、精神的サポートや食事環境への配慮が欠かせません。

参考文献
1) 松尾龍二：味覚の異常と加齢変化、口腔内科学、尾崎登喜雄編集監修、61-64, 飛鳥出版室、2008.
2) 愛場庸雅：味覚障害患者の動向、耳鼻咽喉科診療プラクティス、12, 嗅覚・味覚障害の臨床最前線、坂上雅史ら編、88-91, 文光堂、2003.
3) 小野あゆみ　他：味覚障害の不定愁訴、JOHNS、18, 949-952, 2002.
4) 池田　稔：味覚障害の生理学的検査、21世紀耳鼻咽喉科領域の臨床、10, 感覚器、野村恭也ら総編集、435-441, 中山書店、2000.
5) 大江裕一郎、落合由美、松丸　礼：がん患者さんのための国立がん東病院レシピ、法研、2013.
6) (公財) がん研究振興財団：がん治療前の食事のヒント、2013.
7) 静岡県立静岡ガンセンターホームページ：http://survivorship.jp/
8) 愛場庸雅：漢方製剤、耳鼻咽喉科診療プラクティス、12, 嗅覚・味覚障害の臨床最前線、坂上雅史ら編、162-165, 文光堂、2003.

第5章 主な口腔合併症のアセスメントとマネジメント －なぜ起こる？どう対応する？－

7 摂食・嚥下障害

> **＜ポイント＞**
> - 摂食・嚥下障害とは、食べたり飲み込むことに障害がみられるようになった状態をいう。
> - 摂食・嚥下が行われる口腔・咽頭領域は、消化器官であると同時に呼吸器官でもあることから、この領域に機能障害が生じると、誤嚥性肺炎や窒息などの呼吸器疾患の問題が起こることもある。
> - 終末期がん患者の摂食・嚥下障害の原因は、咀嚼や嚥下に関わる筋肉の廃用萎縮とサルコペニアや加齢によるものが多い。
> - 摂食・嚥下機能検査は、患者への問診や摂食時の観察、スクリーニングテスト、嚥下機能検査の順に行われる。
> - 摂食・嚥下リハビリテーションは、食物を用いない間接訓練、食物を用いる直接訓練の順に行う。
> - 終末期がん患者においては嚥下訓練ではなく、患者が望む場合にのみ、最期の時間を質の高いものにするための「一口のスプーン」の食事を安全に取ることが目標となる。

1 病態生理

（1）摂食・嚥下障害とは

　疾病や加齢などにより、食べたり飲み込むことに障害がみられるようになった状態を摂食・嚥下障害といい、「食べられない」、「食べるのに時間がかかる」、「食べる時にむせる」などの局所的症状に加えて、「よく発熱する」、「肺炎を繰り返す」という全身的な症状をきたすこともあります。摂食・嚥下が行われる口腔・咽頭領域は、消化器官であると同時に呼吸器官でもあることから、この領域に機能障害が生じると、食べられないことによる栄養摂取の問題のみならず、誤嚥性肺炎や窒息などの呼吸器疾患の問題が起こることもあり、その影響は広範囲にわたることになります。誤嚥という現象は咽頭期に起こりますが、この時期にみられるのは反射運動（嚥下反射）であり、誤嚥の原因の多くは先行期、準備期、口腔期にあるといわれ、特に食塊形成が良好に行われるか否かが誤嚥の大きな要因で

7．摂食・嚥下障害

器質的原因	機能的原因	心因的原因
頭頸部腫瘍	筋肉の廃用萎縮	うつ病
口唇裂	サルコペニア	神経性食欲不振症
口蓋裂	加齢	ヒステリー球
歯の欠損	脳血管障害	（ヒステリーの症例で、のどに球が詰まったような感じがして飲み込めない）
など	認知症	
	パーキンソン病	など
	口腔乾燥症　など	

表 5-23　摂食・嚥下障害の原因（文献2より引用改変）

あると考えられています[1]。食塊形成が良好に行われるためには、食物を小さくしてすりつぶすための咀嚼力と唾液の存在が必須であり、咀嚼障害のある患者や口腔乾燥症など唾液分泌量の減少をきたした患者では、食塊の形成がうまく行えなくなり、誤嚥が起こる可能性が高くなると考えられます。

（2）原因

　摂食・嚥下障害の原因としては、**表 5-23** のようにいくつかのものが挙げられますが、頭頸部領域の手術や放射線治療の後遺症、がんの進展による場合を除けば、終末期がん患者では、咀嚼や嚥下に関わる筋肉の廃用萎縮とサルコペニアや加齢によるものが多いと思われます。咀嚼や嚥下に関わる筋肉の廃用萎縮は、口から食べなくなることが最大の原因と考えられ、この点からも食べられる口腔環境を維持していくことの大切さがあらためて認識されます。サルコペニア（加齢性筋肉減弱症）は、筋線維が細くなり筋肉量と筋機能の低下を引き起こすもので、加齢によって生じる原発性（一次性）サルコペニアと、活動減少、栄養不足、疾患に伴って生じる二次性サルコペニアに分類されます[3]。ただ、サルコペニアを規定する明確な基準が日本では未だ確立されておらず、サルコペニアを調節する分子メカニズムもまだまだ不明な点が多いとされています[4]。

（3）誤嚥と誤嚥性肺炎

　誤嚥（aspiration）とは、本来食道に入るべきものが誤って咽頭や下部気道に入ってしまう状態をいい、誤嚥によって起こる肺の炎症には、胃内容物の誤嚥による化学性肺炎（誤嚥性肺臓炎　aspiration pneumonitis）と飲食物や唾液の誤嚥による細菌性肺炎（誤嚥性肺炎　aspiration pneumonia）があります（**表 5-24**）。

	化学性肺炎 (誤嚥性肺臓炎)	細菌性肺炎 (誤嚥性肺炎)
機序	無菌性胃内容物の誤嚥 (胃食道逆流)	口腔・咽頭の常在菌を含む誤嚥 (摂食・嚥下障害)
病理生理的観点	酸や胃内容物による 急性肺障害	細菌やその産生物による 肺における急性炎症反応
細菌関与	初期は無菌的 (二次感染はあり得る)	グラム陽性球菌、グラム陰性桿菌 嫌気性菌
予防	胃食道逆流の防止 (消化管運動促進薬)	口腔清掃 (口腔細菌を減らす) 摂食・嚥下リハビリテーション (誤嚥自体を減らす)

表5-24 化学性肺炎と細菌性肺炎（文献5より引用改変）

原因	肺炎が発症・重症化しやすい状態
誤嚥物の量	量の増加
誤嚥物の内容	細菌数の増加（口腔清掃不良）、pHの低下（嘔吐物の吸引）
喀出力	寝たきりや高齢者で低下
免疫力、体力	低栄養、ストレス、運動量の低下
口腔乾燥	痰の粘調度の上昇（喀出や吸引が困難）

表5-25 誤嚥性肺炎の発症・重症化に関する要因（文献6より引用改変）

　誤嚥性肺炎は、侵襲としての誤嚥の量や内容と、抵抗力としての生体の条件（喀出力、免疫力）のバランスが崩れて、侵襲が抵抗力を上回った時に発症すると考えられ、誤嚥が直ちに肺炎に結び付くわけではありません。誤嚥性肺炎の発症・重症化に関与する要因としては、**表5-25**のようにさまざまなものがあり、誤嚥物については、誤嚥の量や口腔内細菌の量が多いほど、またpHが低いほど、肺炎につながりやすいといわれています。喀出力については、咳反射や咳をする力が弱いほど肺炎を発症しやすく、免疫力・体力についても栄養状態の低下、ストレスの増大、運動量の低下などに関連して肺炎になりやすさが上昇します。また口腔乾燥が進むと、痰の粘稠度が増して喀出や吸引も困難になります[6]。

（4）摂食・嚥下機能検査

　患者への問診や摂食時の観察を行ったうえで、スクリーニング検査、嚥下機能検査の順に行われます。

7．摂食・嚥下障害

患者ID		氏名		年齢　歳（男・女）		No.	
				回答者：本人・配偶者・（　　　　　）			
						令和　年　月	

あなたの嚥下（飲み込み、食べ物を口から食べて胃まで運ぶこと）の状態について
いくつかの質問をいたします。ここ2、3年のことについてお答えください。
いずれも大切な症状ですので、よく読んでA、B、Cのいずれかに丸をつけてください。

1	肺炎と診断されたことがありますか？	A.繰り返す	B.一度だけ	C.なし
2	やせてきましたか？	A.明らかに	B.わずかに	C.なし
3	物が飲み込みにくいと感じることがありますか？	A.しばしば	B.ときどき	C.なし
4	食事中にむせることがありますか？	A.しばしば	B.ときどき	C.なし
5	お茶を飲む時、むせることがありますか？	A.しばしば	B.ときどき	C.なし
6	食事中や食後、それ以外の時にのどがゴロゴロ（痰がからんだ感じ）がすることがありますか？	A.しばしば	B.ときどき	C.なし
7	のどに食べ物が残る感じがすることがありますか？	A.しばしば	B.ときどき	C.なし
8	食べるのが遅くなりましたか？	A.たいへん	B.わずかに	C.なし
9	硬い食べ物が食べにくくなりましたか？	A.たいへん	B.わずかに	C.なし
10	口から食べ物がこぼれることがありますか？	A.しばしば	B.ときどき	C.なし
11	口に食べ物が残ることがありますか？	A.しばしば	B.ときどき	C.なし
12	食べ物や酸っぱい液が胃からのどに戻ってくることがありますか？	A.しばしば	B.ときどき	C.なし
13	胸に食べ物が残ったり、詰まった感じがすることがありますか？	A.しばしば	B.ときどき	C.なし
14	夜、咳で眠れなかったり、目覚めることがありますか？	A.しばしば	B.ときどき	C.なし
15	声がかすれてきましたか？（ガラガラ声、かすれ声など）	A.たいへん	B.わずかに	C.なし

表 5-26　摂食・嚥下障害の質問用紙（文献7より引用改変）

1）問診

　表5-26のような質問用紙を用いて、食事の摂取方法・量・時間、咀嚼の状態、嚥下の状態、むせの有無、咳の有無、声の変化、肺炎や窒息の有無、発熱の有無、脱水の有無、薬物の使用などについて問診を行います。むせがない場合でも発熱がみられる場合には、不顕性誤嚥を疑う必要があります。

2）摂食時の観察（ミールラウンド）

摂食時の姿勢、食べ物、食べ方・食べさせ方の各点について観察します。その後、摂食・嚥下の5期のうちのどこに問題があるのか、またその問題は口唇、舌、咬合力などの要素のうちどのような要素に起因しているのか、認知や嗜好などの嚥下機能以外の要素はないか、などについて考察・評価することが重要です[8]。

①姿勢

摂食時の姿勢として良くないものは、ひどい円背（えんぱい）、椅子からずり下がっている、体幹が安定していない、足底が接地していない、首が上を向いた状態で食べる、テーブルが高すぎる・低すぎる、などで、これらの姿勢を補正してから摂食させて誤嚥などの症状が改善するかを確認します[9]。

②食べ物

どんな食べ物がむせやすいか、食べづらそうか、について観察します。食べ物への対応としては、硬いものは軟らかくする、パサパサするものや刻むとバラバラになるものはあんかけにする、べとつきが強いものは流れの良いものと交互に食べる、液体はとろみをつける、などの方法があります[9]。

食品としては、軟らかくてべとつかず、まとまりやすいものが食べやすく誤嚥しにくいと考えられますが、食品摂取の難易度は食品の物性のみで決まるものではなく、認知や経験、嗜好、食塊形成能力、唾液分泌などの嚥下機能以外の要素によっても左右されるため、これらの要素についても考慮する必要があるとされています[9]。

③食べ方・食べさせ方

さらに食べ方や食べさせ方を観察し、問題のある食べ方・食べさせ方を行っている場合には調整をして症状の変化を観察します。すなわち、食事を認識しない時は声かけなどで認識を促したり、食事に集中しない時は静かな環境にする、食べるペースが速すぎたり飲み込んでいないのに口に入れる場合はペースを調整する、一口量が多すぎる時は一口量を減らすなどの対応を行って症状の変化を検討する必要があります[9]。

7．摂食・嚥下障害

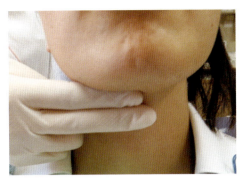

図 5-25　反復唾液嚥下テスト

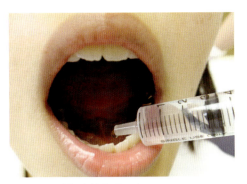

図 5-26　改訂水飲みテスト

3）スクリーニング検査

①反復唾液嚥下テスト（RSST；repetitive saliva swallowing test）[10、11]

　嚥下機能の中で、特に随意的な反射惹起性を定量的に測定する方法で、嚥下障害を一次的にスクリーニングする方法としては妥当性が高いとされています。

＜手技＞

　被験者は座位またはリクライニング位（P141　図 5-29）をとります。検者の第 3 指を喉頭隆起に、第 2 指を舌骨にそれぞれあてがった上で、被験者に唾液の嚥下を促し、30 秒間に何回空嚥下ができるかをカウントします（図 5-25）。

＜判定基準＞

　3 回以上できれば正常、2 回以下なら嚥下障害を疑います。

②改訂水飲みテスト（MWST；modified water swallowing test）[12]

　水飲みテスト（被験者に 30ml の水をコップから飲ませ、嚥下回数とむせの有無を観察する方法ですが、30ml と比較的多量の水を用いるため、重症患者に対しては危険性が高い）を改訂した方法で、冷水 3ml を飲ませて、嚥下の有無、呼吸変化、むせなどを観察します。

＜手技＞

　冷水 3ml をシリンジで口腔前庭に注いで嚥下させます（図 5-26）。

<判定基準>

1点	嚥下なし、むせる、and/or　呼吸切迫
2点	嚥下あり、呼吸切迫（不顕性誤嚥の疑い）
3点	嚥下あり、呼吸良好、むせる、and/or　湿性嗄声
4点	嚥下あり、呼吸良好、むせない
5点	4に加え、追加嚥下運動が約30秒以内に2回可能

評点が4点以上ならば、問題がないと判断します。もし可能ならば、追加して2回嚥下運動をさせ、最も悪い嚥下活動を評価として記載します（食物物性や体位を工夫した場合には、その旨記載必要）。

③フードテスト（FT；food test）[13]

嚥下の口腔相の食塊形成と咽頭への移送機能を評価する方法です。

<手技>

茶さじ1杯（約4g）のプリン、おかゆなどを閉口しながら舌背前部に取り込んで食べて（2回嚥下）もらい、その後舌背を中心に口腔内の残留を観察します。

<判定基準>

1点	嚥下なし、むせる、and/or　呼吸切迫
2点	嚥下あり、呼吸切迫（不顕性誤嚥の疑い）
3点	嚥下あり、呼吸良好、むせる、and/or 湿性嗄声 and/or 口腔内残留中等度
4点	嚥下あり、呼吸良好、むせない、2回嚥下でなくなる
5点	嚥下あり、呼吸良好、むせない、1回嚥下でなくなる

最も悪い嚥下活動を評価として記載しますが、4点以上の場合、もう1試行繰り返して最も悪い評点を評価として記載します（食物物性や体位を工夫した場合には、その旨記載必要）。

このように、スクリーニングテストにはいくつかの方法がありますが、終末期がん患者にとってできるだけ負担をかけずに評価するために、著者は反復唾液嚥下テストと改訂版水飲みテスト、フードテストを組み合わせて行っており、以下の嚥下機能検査を行うことはほとんどありません。

4）嚥下機能検査

嚥下運動を可視化する方法が嚥下造影と嚥下内視鏡で、臨床的に治療の必要性が疑われる嚥下障害の病態を把握し、治療方針を立てるために行われます。形態異常の発見、誤嚥や咽頭残留などの動的病態を理解した重症度判断、食形態、体位や姿勢、代償的手段の効果判断が可能となります[14]。

①嚥下内視鏡検査（VE；videoendoscopic evaluation of swallowing）

鼻咽腔喉頭ファイバーによって声門閉鎖機能、唾液や分泌物、食塊などの咽頭残留を直視下に観察・評価することができる方法です[15]。

②嚥下造影検査（VF；videofluoroscopic examination of swallowing）

造影剤（硫酸バリウムなど）を含む液体あるいは半固形、固形（食物）を食べさせて、口への取り込みから嚥下の終了までの過程を、口腔、咽頭、喉頭、食道の範囲についてX線透視で見られる動態を観察する方法です[15]。

これらの機器を用いた方法は、摂食・嚥下障害の診断や治療のための検査法としては非常に有用ですが、がんの終末期ということを考えた場合、その結果をいかすための摂食・嚥下リハビリテーションを行う、時間的、身体的、精神的余裕がない場合が多いことや身体的負担が大きいこともあり、終末期がん患者に対してはあまり積極的には行われていません。

コラム　摂食・嚥下の基礎知識

<ポイント>
- 摂食・嚥下は、先行期、準備期、口腔期、咽頭期、食道期に分けられる（5期モデル）。
- 嚥下は、食物や水分を口腔から咽頭、食道を経て胃へ送る消化管活動であるだけでなく、誤嚥や窒息を防ぐための防御反応でもある。
- 液体の嚥下では5期モデルが、固形物を咀嚼して嚥下する時にはプロセスモデルが、それぞれよくあてはまる。
- スムーズな固形物の嚥下には、咀嚼行為が欠かせない。

（1）摂食・嚥下とは

　摂食・嚥下とは、食べ物を口に入れ（捕食）、噛んで（咀嚼）、飲み込む（嚥下）までの一連の活動をいいます。嚥下は、反射性にも随意性（中枢性）にも誘発可能な運動です。通常、われわれは唾液を無意識のうちに嚥下していますが、これは唾液が咽頭に流れ込むことによって嚥下反射が惹起されることによります[a]。また嚥下は、必要な栄養や水分を口腔から咽頭、食道を経て胃へと送りこむ消化管活動ですが、その通り道の咽頭は気道の一部となっていることから、嚥下時には水分や食塊が喉頭や気管に落ち込む危険をはらんでいます。このため、嚥下は誤嚥や窒息を防ぐための防御反応としても機能しなくてはなりません[a]。

　摂食・嚥下は、先行期、準備期、口腔期、咽頭期、食道期の5期に分けられますが（5期モデル）（**図 5-27**）、狭義の嚥下は、口腔期、咽頭期、食道期をいいます（3期モデル）。

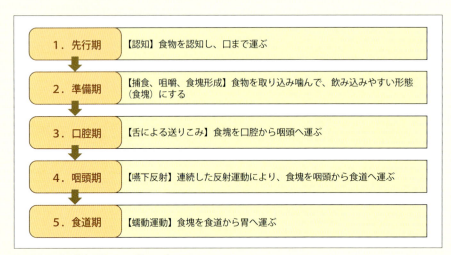

図 5-27　摂食・嚥下の5期モデル

（2）プロセスモデル

　液体の嚥下では、嚥下の5期モデルがよくあてはまりますが、固形物を咀嚼して嚥下する際には当てはまらないことがあります。固形物を咀嚼している時、食塊の一部はすでに口峡を越えて咽頭に達していることがあり、この現象をStage II transport（Stage II 移送）といい、固形物の咀嚼時にすでに食塊の一部が咽頭に達しているという考え方をプロセスモデルといいます（**図 5-28**）[b]。プロセスモデルは、固形物の嚥下（咀嚼嚥下、自由嚥下）によくあてはまります。

　通常、咽頭への刺激は嚥下反射を誘発するのに、咀嚼時には食塊が咽頭に流れ込んでも嚥下反射がなかなか起きません。この理由については、いまだ生理学的にも解明されていませんが、この変化は口腔への入力の大小に影響されなかったことから、咀嚼行為そのものが、咀嚼と嚥下の協調にとって重要であることを強く示唆しています[a]。つまり、咀嚼と嚥下は、それぞれ独立した食塊処理の機構ではなく、互いの機能に影響しながら両立していると考えられます[a]。このように、スムースな固形物の嚥下を行うためには咀嚼行為が欠かせないこと、すなわち「しっかり噛める口腔状態」であることが欠かせないのです。

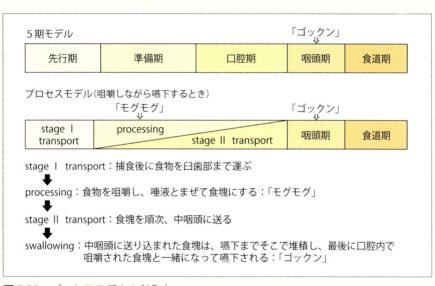

図 5-28　プロセスモデルの考え方

参考文献
a）井上　誠：嚥下の神経機構、BRAIN and NERVE、67（2）、157-168、2015.
b）Hiiemae KM, Palmer JB : Food transport and bolus formation during complete feeding sequences on foods of different initial consistency. Dysphagia, 14, 31-42, 1999.

2 アセスメント

（1）摂食・嚥下障害アセスメントシート （表5-27）

3 マネジメント

（1）摂食・嚥下リハビリテーションの方法　＜ケア＞

　摂食・嚥下リハビリテーションの進め方は、訓練開始直後は各器官や筋群の運動訓練などの食物を用いない間接訓練が主体であり、機能回復が進むにつれて食物を用いた直接訓練（摂食訓練）の割合が増加していきます。

　摂食・嚥下リハビリテーションを進めるにあたっては、口腔環境の整備が整っていること、すなわち義歯の適合や咬合が安定し咀嚼機能に問題がないことと、口腔衛生状態が良好に保たれていることが必要になります。そのためには、訓練の開始前に必ず口腔のケアを行って口腔内を清潔に保ち、万一訓練中に誤嚥が起こっても不潔な唾液などが気管に入らないようにすることが必要です。

　終末期がん患者においては、摂食・嚥下機能以外のADLが良好に保たれている場合で患者の希望があれば、摂食・嚥下リハビリテーションを行うことになります。その際、患者本人に食べたいという意欲があり、患者の体力が安定し、訓練にも耐えられそうで、口腔環境が整っている場合には、患者・家族の承諾を得た上で医科スタッフと協議し、摂食・嚥下リハビリテーションが患者のQOL向上に役立つと判断されれば開始することになります。

　開始にあたっては、問診とスクリーニングテスト、必要に応じて嚥下機能検査を行って機能障害の状況を診断した上で、間接訓練から開始します。摂食・嚥下リハビリテーションの目的は経口摂取が可能となることですが、患者の状況によっては訓練を途中で中止しなければならないこともあるため、リスクマネージメントとしての安全管理と訓練担当者間の情報交換を密に行うことが大切で、訓練の中止にあたっては患者・家族を含めた関係者間での合議の上で決定されることが望まれます。

　また、ADLの低下が著しいⅢ期（**P29、図2-6参照**）の患者が「口から食べたい」と希望する場合は、最期の時間を質の高いものにするための「一口のスプーン」の食事が目標となります（**P30、図2-8**）。そのためには、間接、直接訓練を圧縮・簡略化し、意識が清明で食べる意欲があり、ベッド上で安全姿勢（リクライニング位30°仰臥位）（**図5-29**）がとれ、口唇閉鎖ができ、咬合が安定し、舌の前後運動と舌根の口蓋への挙上ができ、空嚥下がしっかりできる状態なら、吸引装置などを備えた十分な監視下で、まず改訂版水飲みテストの要領で冷水を3ml嚥下させて誤嚥なく嚥下できれば、ゆっくりとスプーン一

7. 摂食・嚥下障害

患者ID		氏名					No.		
			月	日	月	日	月	日
	記入者							
自覚症状	お茶でむせる		□あり	□なし	□あり	□なし	□あり	□なし
	食事中むせる		□あり	□なし	□あり	□なし	□あり	□なし
	物が飲み込みにくい		□あり	□なし	□あり	□なし	□あり	□なし
	のどに食べ物が残る感じ		□あり	□なし	□あり	□なし	□あり	□なし
	食べるのが遅くなった		□あり	□なし	□あり	□なし	□あり	□なし
	声がかすれる		□あり	□なし	□あり	□なし	□あり	□なし
	胃から酸っぱい液がもどる		□あり	□なし	□あり	□なし	□あり	□なし
	体重の減少		□あり	□なし	□あり	□なし	□あり	□なし
	夜の発熱		□あり	□なし	□あり	□なし	□あり	□なし
	肺炎と診断された		□あり	□なし	□あり	□なし	□あり	□なし
他覚症状	むせ		□あり	□なし	□あり	□なし	□あり	□なし
	嗄声		□あり	□なし	□あり	□なし	□あり	□なし
	発熱		□あり	□なし	□あり	□なし	□あり	□なし
	体重の減少		□あり	□なし	□あり	□なし	□あり	□なし
	その他（　　　　　）		□あり	□なし	□あり	□なし	□あり	□なし
	口腔乾燥（0〜3）		□あり	□なし	□あり	□なし	□あり	□なし
	唾液流涎		□あり	□なし	□あり	□なし	□あり	□なし
	口唇閉鎖異常		□あり	□なし	□あり	□なし	□あり	□なし
	舌の運動異常		□あり	□なし	□あり	□なし	□あり	□なし
	その他（　　　　　）		□あり	□なし	□あり	□なし	□あり	□なし
スクリーニングテスト	反復唾液嚥下テスト（30秒間の嚥下回数）							
	改訂水飲みテスト（MWST）（1〜5点）							
	その他（　　　　　）							
嚥下検査	嚥下内視鏡検査（VE）（所見　　　　　）							
	嚥下造影検査（UF）（所見　　　　　）							

表5-27　摂食・嚥下障害アセスメントシート

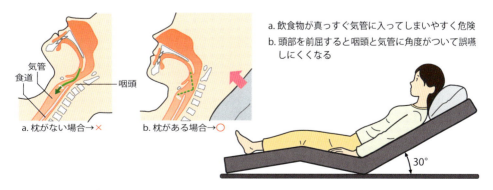

図5-29　安全姿勢（文献16より引用改変）

口の食事を摂ることになります。

　もし、これらの条件が不十分な場合は、無理をせずに経口摂取は見合わせます。一口摂取の後、むせなどの誤嚥の徴候がないかを確認し、特に問題がなければ一口ずつの食事をゆっくりと、患者が「もういい」と言うまで続けます。もし途中でむせや嘔吐があれば、ただちに食事は中止し、口腔内の吸引や必要により酸素吸入などを行い、その後に発熱などがないかを厳重に監視する必要があります。もし、その後も患者が食事を望んだ場合でも、少なくとも当日の食事は中止します。後日、経口摂取を再開するか否かは、患者の全身状態の評価を再度行った上で、摂食・嚥下スクリーニングテストをあらためて行い、その結果などを総合的に判断して決定します。

（2）接触・嚥下障害のケア

　摂食・嚥下障害のケアとしては摂食・嚥下リハビリテーションがありますが、時間的、体力的制限から終末期がん患者に対してこれを行うことはほとんどありません。終末期における摂食・嚥下障害としては誤嚥性肺炎が最も問題であることから、誤嚥性肺炎を防ぐケアを行うことが最重要課題になります。しかし、誤嚥そのものを無くすことはほとんどできないため、誤嚥しても肺炎を起こさないように積極的に口腔清掃を行い、口腔内を清潔に保つことを目指します。すなわち、口腔内の含嗽、ブラッシング、舌苔除去、口腔粘膜の清拭、義歯の清掃などのケアを行い、口腔細菌を減らすようにします。

7．摂食・嚥下障害

参考文献
1） 小谷泰子：歯科と嚥下障害、日本臨床口腔外科医会研修会資料集、18、2003．
2） 青山寿昭 編著：まるごと図解 摂食嚥下ケア、21、照林社、東京、2017．
3） Cruz-Jentoft AJ.Baeyens JP,Bauer JM,Boirie Y. Cederholm T. Landi F. Martin FC. Michel JP.Rolland Y. Schneidar SM. Topinkova E. Vandewoude M. Zamboni M：European Working Group on Sarcopenia in Older People. Sarcopenia: European consensus on Definition and diagnosis: Report of the European Working Group on Sarcopenia in Older People. Age Ageing、39(4),412-423,2010．
4） 佐久間邦広：サルコペニアとは．In: 荒金英樹．若林秀隆（編）、悪液質とサルコペニア、11-17、医歯薬出版、東京、2014．
5） 上田剛士：肺炎診断の難しさ、大浦誠 編集幹事、終末期の肺炎、治療．(00(11).2018．
6） 向井美恵．鎌倉やよい（編）：摂食・嚥下障害の理解とケア、14-25、学習研究社、東京、2003．
7） 大熊るり．藤島一郎．小島千枝子．北條京子．武原格．本橋豊：摂食・嚥下障害スクリーニングのための質問紙の開発、日摂食嚥下リハ会誌、6(1)、3-8、2002．
8） 井上　誠：一般歯科医の摂食嚥下への介入の仕方　〜何ができて、何ができないのか〜、小松歯科医師会学術講演会配付資料、2016．
9） 戸原　玄：摂食・嚥下障害の診断・評価の方法、浅田美江編、摂食・嚥下障害患者の"食べたい"を支える看護、臨床看護、35(4)、453-468、2009．
10） 小口和代、他：機能的嚥下障害スクリーニングテスト「反復唾液嚥下テスト」(RSST) の検討、(1) 正常値の検討、リハビリテーション医学、37、375-382、2000．
11） 小口和代、他：機能的嚥下障害スクリーニングテスト「反復唾液嚥下テスト」(RSST) の検討、(2) 妥当性の検討、リハビリテーション医学、37、383-388、2000．
12） 才藤栄一、他：摂食・嚥下障害の治療・対応に関する総合的研究、平成11年度厚生科学研究補助金報告書、2000．
13） 石田　瞭、向井美恵：嚥下障害の診断Update　新しい検査法Ⅱ、段階的フードテスト、臨床リハ、11(9)、820-824、2002．
14） 寺見雅子（編）：摂食・嚥下ケア実践ガイド、48、学研メディカル秀潤社、東京、2014．
15） 向井美恵．鎌倉やよい（編）：摂食・嚥下障害の理解とケア、36-40、学習研究社、東京、2003．
16） 藤島一郎：脳卒中の摂食・嚥下障害．第2版、90、医歯薬出版、東京、1998．

第5章 主な口腔合併症のアセスメントとマネジメント －なぜ起こる？どう対応する？－

8 口臭

<ポイント>
- 口臭は、患者本人に疼痛などの身体的苦痛をもたらすものではないが、臭いの発生源が自分の口腔にあることから、患者自身の精神的苦痛をもたらすと同時に、不快感からQOLの低下につながる。
- 口臭の訴えは患者からではなく、家人や看護師からであることが多く、むしろ周囲の人達の苦痛ともいえる。

1 病態生理

（1）原因と検査法

　口臭の大部分は口腔由来で、口臭の6割は舌苔が原因といわれています。舌苔を含めた口腔内の清掃不良が最も大きな原因ですが、唾液分泌の低下による自浄作用の低下も大きな要因となっています。

　口臭の原因物質は、揮発性硫黄化合物（VSC：volatile sulfur compounds）で、VSCには、硫化水素（腐敗卵様臭）、メチルメルカプタン（野菜腐敗臭）、ジメチルサルファイド（ごみ臭）などがあります。

　口臭の検査法は、官能試験と口臭測定器による検査があります。官能試験は、患者の口を2～3分閉じてから息を吐き出し、15cmの距離でその臭いを直接嗅ぐ方法や、袋に呼気を入れて30cm程鼻から離して臭いを嗅ぐ方法などがあります。口臭測定器による検査では、ガスクロマトグラフィーによるものが最も正確で、硫化水素、メチルメルカプタン、ジメチルサルファイドの濃度を測定できますが、設備やコストの面で非実用的です。最近は簡易型の口臭測定器が市販されており、チェアーサイドで簡単に測定ができますが、正確性に難点があります。

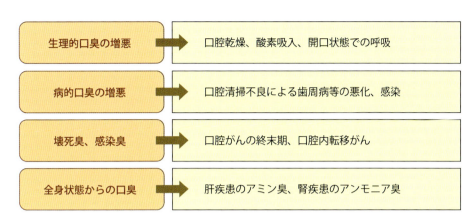

図 5-30　終末期がん患者の口臭

（2）生理的口臭と病的口臭

　口臭には、生理的口臭と病的口臭があります。生理的口臭は、唾液分泌量が減少することに伴って自浄作用が低下し、口腔内、特に舌苔が嫌気性菌の好む環境に変化し、嫌気性菌の活動が活発になるために一時的に口臭が強くなると考えられています。生理的口臭には、睡眠中に唾液分泌が少なくなるために嫌気性菌が増殖し、起床時に口臭が強くなる起床時口臭と緊張時に唾液分泌量が減少することによって嫌気性菌が増殖し口臭が強くなる緊張時口臭があります。

　病的口臭は、ある疾患のために破壊された組織などが嫌気性菌が常に増殖しやすい場となり、強い口臭が常に続く状態をいいます。例えば歯周病では、出血や膿、破壊された組織などに嫌気性菌が増殖し、特有の強い口臭が発生します。

（3）終末期がん患者の口臭

　終末期がん患者の口臭は、**図 5-30** のように著しい口腔乾燥や口腔内の清掃不良などにより生理的口臭や病的口臭が増悪すること、口腔がんの終末期や口腔内転移がんなどが存在する場合では、口臭よりも著しく強い壊死臭や感染臭が発生すること、肝疾患のアミン臭や腎疾患のアンモニア臭などの全身状態からの口臭がみられることなどによって、健常人の口臭よりも強い場合がほとんどです。

2 アセスメント

（1）口臭アセスメントシート

患者ID		氏名					No.	
			月	日	月	日	月	日
	記入者							
自覚症状	口臭がある		□あり	□なし	□あり	□なし	□あり	□なし
	口がすっきりしない		□あり	□なし	□あり	□なし	□あり	□なし
	口がネバネバする		□あり	□なし	□あり	□なし	□あり	□なし
	口が乾いている		□あり	□なし	□あり	□なし	□あり	□なし
	その他（　　　　）		□あり	□なし	□あり	□なし	□あり	□なし
他覚症状	口臭		□あり	□なし	□あり	□なし	□あり	□なし
	舌苔		□あり	□なし	□あり	□なし	□あり	□なし
	清掃状態		□良好	□不良	□良好	□不良	□良好	□不良
	義歯の清掃		□良好	□不良	□良好	□不良	□良好	□不良
	食物残渣		□あり	□なし	□あり	□なし	□あり	□なし
	プラーク		□あり	□なし	□あり	□なし	□あり	□なし
	歯石沈着		□あり	□なし	□あり	□なし	□あり	□なし
	口腔乾燥		□あり	□なし	□あり	□なし	□あり	□なし
	歯肉炎		□あり	□なし	□あり	□なし	□あり	□なし
	歯肉膿瘍		□あり	□なし	□あり	□なし	□あり	□なし
	う蝕		□あり	□なし	□あり	□なし	□あり	□なし
	その他（　　　　）		□あり	□なし	□あり	□なし	□あり	□なし
ケア	舌苔除去		□あり	□なし	□あり	□なし	□あり	□なし
	含嗽剤（　　　　）		□あり	□なし	□あり	□なし	□あり	□なし
	保湿剤（　　　　）		□あり	□なし	□あり	□なし	□あり	□なし
	洗口剤（　　　　）		□あり	□なし	□あり	□なし	□あり	□なし
	口腔清掃（ブラッシング）		□あり	□なし	□あり	□なし	□あり	□なし
	義歯清掃		□あり	□なし	□あり	□なし	□あり	□なし

表 5-28　口臭アセスメントシート

8. 口臭

KEY①	KEY②
口臭への対応	終末期がん患者の強い口臭への対応

表 5-29　口臭のマネジメント

3 マネジメント

（1）口腔清掃　＜ケア＞

　最大の原因である舌苔を除去することが最も大切です。その他、プラーク（歯垢）や義歯を含めた口腔清掃を徹底し、う蝕や歯周病などの治療も必要になります。原因療法として最も重要なのは唾液分泌を促進することですが、現実的には困難であることが多く、口臭予防洗口剤や含嗽剤、保湿剤などを用いた対症療法が主な対応方法となっています。

　対応方法としては、まず舌苔の除去を第一とした口腔清掃を徹底すること、口腔乾燥状態を改善すること、口臭予防洗口剤の使用、壊死臭などに対しては嫌気性菌感受性のクリンダマイシンやメトロニダーゼの使用などがありますが、いずれの方法も終末期になって患者の全身状態が悪化するに従って的確な対応ができなくなります。そのような時は、室内にいくつもの消臭剤や芳香剤を置いて臭いを紛らわすという対応になってしまいます。

（2）がんの壊死臭や腐敗臭への対応　＜ケア＞

　口腔がんなどの局所進展例で壊死臭や腐敗臭が強い場合に対しては、著者はアズレン軟膏 1g に注射用リン酸クリンダマイシンを 120μg を混ぜたものを、ガーゼタンポンに均一に塗布して局所に充填し、悪臭の軽減を図っています[1]。

参考文献
1) 小倉孝文　他：上顎腫瘍摘出術後欠損部ガーゼのクリンダマイシン局所使用による悪臭除去効果について. 日口腔外会誌, 36(1)、192-198、1990.

巻末付録

入れ歯の
はなし

1 入れ歯は義歯のこと？

　図1に示すように、入れ歯とは正確には可撤性義歯のことですが、一般的には入れ歯＝義歯と考えられているため、本書では入れ歯のことを義歯と表すことにします。歯科医学的には、義歯とは、むし歯（う蝕）や歯周病などで失われた歯を補って、咀嚼、構音、審美性などを回復させる装置（補綴物（ほてつぶつ））のことをいいます。

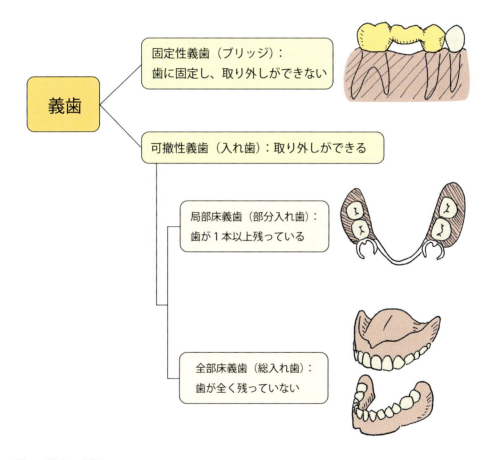

図1　義歯の分類

2 義歯の構造

(1) 局部床義歯(部分入れ歯)

患者の歯の状態や、上顎または下顎の違いによって、さまざまな形になります。局部床義歯は、抜けたところの歯を補う人工歯、歯肉の上を覆うピンク色の義歯床、義歯の安定のための維持装置(クラスプ)などの部分からなりますが、人工歯と義歯床はレジンという合成樹脂で、クラスプなどの維持装置は金属でそれぞれできています(**図2**)。

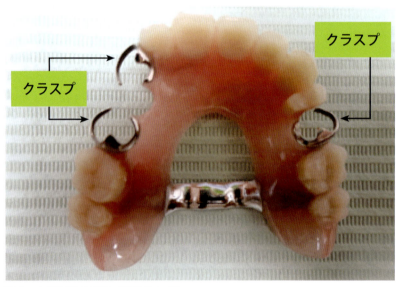

図2 上顎部分床義歯(部分入れ歯)

(2) 全部床義歯（総入れ歯）

　全部床義歯は、人工歯と義歯床のみからなっており、咬む力をすべて歯肉で支え、歯肉粘膜との間に唾液が介在することによって義歯が歯肉に吸着します（**図3**）。

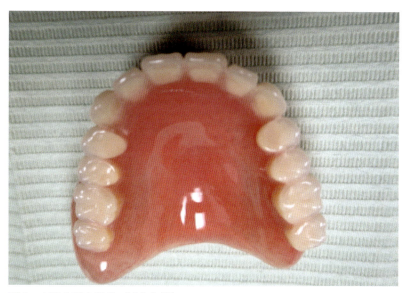

図3　上顎全部床義歯（総入れ歯）

3 局部床義歯の外し方・入れ方（着脱方法）（図4）

着脱が難しいのは局部床義歯（部分入れ歯）で、個々の患者に応じた設計となっているため着脱方法はそれぞれ異なります。局部床義歯は、残っている歯にクラスプをかけて義歯の安定性を得る構造になっていますので、どの歯にどのクラスプがかかるかを確認します。

義歯を外す際は、クラスプに爪をひっかけて垂直に力を加えると外れます。すなわち、上顎義歯では上から下へ、下顎義歯では下から上へ、それぞれ垂直に力を加えるようにします。

義歯を入れる際は、上顎または下顎の歯列弓の上に軽く義歯をのせてみると、クラスプの位置や義歯の入る場所がわかりやすくなるので、外す時と反対に、クラスプがかかると思われる歯にクラスプを合わせて少し入れたのち、垂直方向にまっすぐに入るように指で静かに押しこみます。途中まで入れた後に咬んで入れようとすると、義歯が歪んで入っている場合にはクラスプが曲ったり、折れたり、また歯肉を傷つけたりすることもあって危険です。

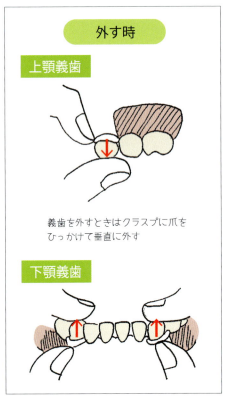
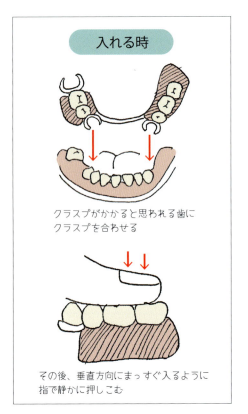

図4 局部義歯の外し方と入れ方

巻末付録　入れ歯のはなし

4　義歯の清掃方法

　清掃が最も難しいのもやはり局部床義歯で、個々の患者に応じた清掃方法があります。義歯にもプラーク（歯垢）が付着するため、ブラシによる清掃が欠かせません。基本的には、できれば毎食後、最低でも1日1回は、義歯を外して流水下で食物残渣を洗い流します。すなわち、義歯を義歯用ブラシで、無ければ軟らかめの歯ブラシで歯磨き剤をつけずに、プラークをこすり取ります。歯磨き剤をつけない理由は、市販の歯磨き剤には研磨剤が入るものが多く、人工歯や義歯床などの合成樹脂が傷つきやすいためです。歯磨き剤を使わなくても汚れは落ちますが、ぬめりや汚れを十分に取りたければ、研磨剤の入っていない歯磨き剤か食器洗い用の液体中性洗剤をブラシにつけて洗うようにします。基本は水で洗いますが、ぬるま湯でもかまいません。ただ、熱湯は合成樹脂が変形するため用いません。

　汚れが着きやすい場所は、義歯床の内面、クラスプの内面、人工歯と人工歯の間、咬合面（臼歯のかみ合わせの面）などですが（**図5**）、場所にこだわらずに汚れている部分はすべて清掃する必要があります。義歯洗浄剤は、原則として必要ありませんが、感染症や誤嚥性肺炎、口臭などのため、入念な義歯清掃が必要な場合は、除菌効果のある洗浄液に浸漬・保管することが望まれます。

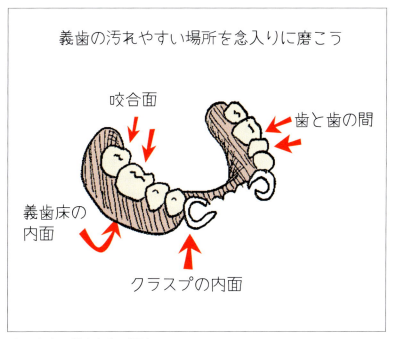

図5　汚れの着きやすい場所

5　義歯の管理方法

　就寝時は、原則として義歯を外します。理由は、義歯によって圧迫されていた歯肉の血流がもどり、顎骨の吸収を防ぐためです。ただし、義歯を外すと残っている歯（残存歯）が咬み合わず、反対側の歯肉を咬んでしまう場合（すれ違い咬合）など、むしろ就寝中も義歯を装着した方がよい場合があります。この点に関しての判断は、歯科医師の診断が必要です。

　外した義歯は、変形を防ぐために原則として水や義歯洗浄液につけて保管します。その際、水は毎日交換します。義歯は、合成樹脂が熱や乾燥によって変形する危険性があるため、熱湯消毒やドライヤーなどの高温での乾燥はさけてください。外した義歯は、専用の容器やコップ、空き容器などに入れて保管し、紛失しないようにします。外した義歯が、他人の義歯と間違う可能性がある場合は、歯科医師に依頼して義歯に名前を入れてもらいます。また、義歯の清掃時に義歯を落として破損しないように注意する必要があります。

　義歯の安定剤は、原則として使用しませんが、義歯の安定が得られない時や患者の希望が強い場合は適宜使用しても良いでしょう。

6 義歯を取り去ってはいけない

　義歯の着脱や清掃の介助が難しいからといって、義歯を勝手に取り去ってはいけません。義歯を取り去ると数週間で義歯は合わなくなることが多く、再び使用しようとしても使えなくなってしまいます。その結果、経口摂取ができなくなって低栄養となり、がん治療が中断したり、患者のQOLが低下するなどの問題が起こります。

　ただ、欠損歯が1、2本程度の小さい義歯で適合性に問題がある場合、患者の認知レベルや意識レベルによっては誤って飲み込んでしまうことも考えられますので、予防的に取り去るほうが安全なこともあります。しかし、すべての義歯について、飲み込んでしまうことが危険だからという理由で義歯を取り去ることは好ましくありませんし、全部床義歯のような大きな義歯を飲み込めるはずがありません。判断に迷う時は、歯科医師にご相談下さい。

著者紹介

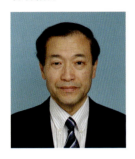

杉 政和　すぎ まさかず

昭和 27 年	金沢市生まれ
昭和 52 年	大阪大学歯学部卒業
昭和 52 年	大阪大学歯学部口腔外科学第 1 講座入局
昭和 63 年	文部省在外研究員としてドイツ連邦共和国ヴュルツブルグ大学口腔顎顔面外科に勤務
平成 2 年	大阪大学講師（歯学部附属病院第 1 口腔外科）
平成 6 年	金沢市にて歯科医院開業
平成 12 年	大阪大学歯学部非常勤講師
平成 25 年	公益社団法人日本歯科医師会学術委員会委員

歯学博士（大阪大学）
公益社団法人日本口腔外科学会認定 口腔外科専門医・口腔外科指導医

平成 8 年より、石川県済生会金沢病院緩和ケア病棟において、ボランティアにて終末期がん患者の口腔症状の診断・治療・ケアのアドバイスなどを行っている。

【著書】
『あなたの歯科医院でもできる がん患者さんの口腔管理 がん患者さんサポートで歯科医療の価値が高まる！』、インターアクション株式会社、2017.

口腔外科医が書いたナースのためのがん患者の口腔マネジメント
ー周術期から終末期までー

2019 年 11 月 6 日　第 1 版第 1 刷発行

著	杉 政和（すぎ まさかず）
発行人	畑 めぐみ
発行所	インターアクション株式会社
	東京都武蔵野市境南町 2-13-1-202
	電話　070-6563-4151
	FAX　042-290-2927
	web　http://interaction.jp
印刷・製本	シナノ印刷株式会社

Ⓒ 2019　インターアクション株式会社　　禁無断転載・複写
Printed in Japan　　落丁本・乱調本はお取り替えします
ISBN 978-4-909066-21-3 C3047
定価は表紙に表示しています